泌尿外科机器人手术
经典案例

MINIAO WAIKE JIQIREN SHOUSHU JINGDIAN ANLI

主 编 王增军

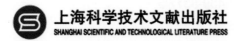

上海科学技术文献出版社
SHANGHAI SCIENTIFIC AND TECHNOLOGICAL LITERATURE PRESS

图书在版编目（CIP）数据

泌尿外科机器人手术经典案例/王增军主编 . —上
海：上海科学技术文献出版社，2021
ISBN978-7-5439-8317-5

Ⅰ. ①泌… Ⅱ. ①王… Ⅲ. ①机器人技术—应用—泌
尿系统外科手术—病案—汇编Ⅳ. ①R699

中国版本图书馆 CIP 数据核字（2021）第 064481 号

策划编辑：张　树
责任编辑：应丽春
封面设计：李　楠

泌尿外科机器人手术经典案例
MINIAO WAIKE JIQIREN SHOUSHU JINGDIAN ANLI
主编　王增军
出版发行：上海科学技术文献出版社
地　　址：上海市长乐路 746 号
邮政编码：200040
经　　销：全国新华书店
印　　刷：河北文盛印刷有限公司
开　　本：787mm×1092mm　1/16
印　　张：10.25
版　　次：2021 年 4 月第 1 版　2021 年 4 月第 1 次印刷
书　　号：ISBN978-7-5439-8317-5
定　　价：199.00 元
http://www.sstlp.com

《泌尿外科机器人手术经典案例》

编委会

主　审

孙颖浩　上海长海医院

主　编

王增军　江苏省人民医院

副主编

宋宁宏　江苏省人民医院

杨　杰　江苏省人民医院

主编助理

薛建新　江苏省人民医院

夏佳东　江苏省人民医院

编　委

（按姓氏笔画排序）

王　清　南京市江宁区人民医院

王仪春　江苏省人民医院

王亚民　江苏省人民医院

王宇昊　江苏省人民医院

王尚乾　江苏省人民医院

王增军　江苏省人民医院

龙向前　南京市江宁区中医院

史又文　江苏省人民医院

朱　凯　江苏省人民医院

孙　凯　南京市浦口区中医院

李　潇　江苏省肿瘤医院

杨　杰　江苏省人民医院

沈源基　南京市浦口区中医院

宋宁宏　江苏省人民医院

张其杰　江苏省人民医院

张嘉宜　江苏省人民医院

苗陈岿　江苏省人民医院

范新国　南京市浦口区中医院

周　翔　江苏省人民医院

秦　远　江苏省第二中医院

秦志强　南京市第一医院

夏佳东　江苏省人民医院

徐　兵　滁州市第一人民医院

奚　荻　江苏省人民医院

唐　敏　江苏省人民医院

黄　杰　南京市江宁区中医院

黄欣坤　沭阳县人民医院

梁　超　江苏省人民医院

薛建新　江苏省人民医院

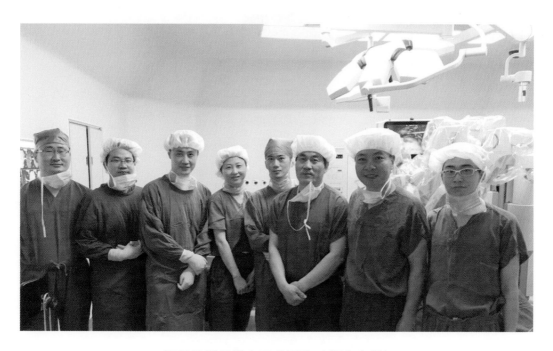

泌尿外科机器人手术团队（部分人员）

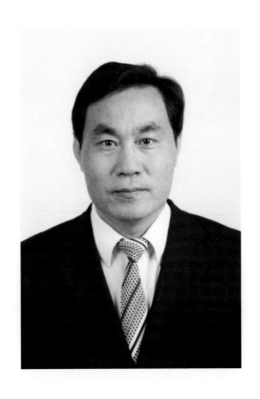

主编简介

　　王增军，主任医师，教授，博士生导师，南京医科大学第一附属医院（江苏省人民医院）泌尿外科主任，江苏省人类精子库主任。国家重点专科及江苏省"强卫工程"重点学科带头人，江苏省泌尿外科肿瘤学组组长。擅长机器人辅助腹腔镜下复杂性泌尿生殖系统肿瘤，如保留肾单位肾部分切除术、机器人保留性神经膀胱癌根治性切除原位新膀胱术、机器人保留尿控及勃起功能的前列腺癌根治术、机器人保留射精功能睾丸癌腹膜后淋巴结清扫等国际最前沿微创技术。自制专利吻合针行高难度复杂性后尿道断裂尿道修复重建手术、前列腺疾病、男性勃起功能障碍、血精、男性不育症的诊治。

　　任美国泌尿外科学会会员，亚太性医学学会会员，香港外科学院及英国爱丁堡皇家外科学院 Faculty，中国医师协会医学机器人分会第一届全国委员。中国医师协会内镜医师分会第三届委员会全国委员，中国医师协会内镜医师分会第一届泌尿腔镜专业委员会全国委员，中华医学会泌尿外科学分会基础研究学组全国委员，中华医学会泌尿外科学分会国际交流委员，中国泌尿男科医学技术与装备创新联盟科学委员会全国委员，中国研究型医院学会泌尿外科分会全国委员，中国抗癌协会泌尿生殖分会常务委员，中国医师协会男科分会全国委员，江苏省医学会男科学会主任委员，江苏省泌尿外科学会肿瘤学组组长，江苏省性学会常务理事，江苏省泌尿外科医疗质量控制中心副主任。

入选江苏省"青蓝工程"中青年学科带头人，江苏省医学重点人才，江苏省医学拔尖人才，江苏省"333工程"第二层次培养人才，江苏省"六大"高峰人才。担任《微创泌尿外科杂志》《中华实验外科杂志》《中华男科学杂志》《临床泌尿外科杂志》《现代泌尿外科杂志》《JARG》《BBRC》《中华临床医师杂志》《南京医科大学学报》《实用医药杂志》《现代医学杂志》编委。2009年、2010年、2013年和2017年分别主持国家自然科学基金面上项目四项，2006年主持国家"十一五"科技支撑计划课题一项，发表第一作者或通讯作者SCI论文共计80余篇，国内核心期刊论文60余篇。以第一完成人获得江苏省科技进步二等奖1项，中华医学会三等奖1项，江苏省科技进步三等奖2项，江苏省卫生厅新技术引进一等奖1项，二等奖3项。主编《男科疾病经典病例分析》，编写《中国男科疾病诊疗指南》《血精诊疗指南》《实用泌尿外科》《吴阶平泌尿外科学》等书籍。2015年由南京医学会南京医师学会及金陵晚报评为十佳百科南京口碑医生第一名。

副主编简介

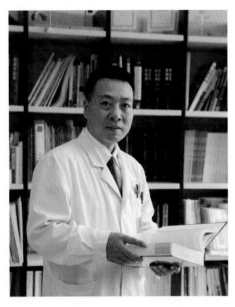

宋宁宏，医学博士，美国约翰斯·霍普金斯大学博士后，主任医师，教授，博士生导师，江苏省人民医院医务处处长。擅长处理泌尿外科各种常见病、多发病及疑难重病。尤其擅长男性不育症、早泄、勃起功能障碍，以及泌尿系肿瘤的微创治疗。

任中华医学会泌尿外科分会男科学组委员，中华医学会男科学分会男科手术学组委员，江苏省医学会男科学分会副主任委员兼学术秘书，中国医师协会男科医师分会男性生殖系肿瘤专家委员会委员，中国性学会性医学专业委员会委员，吴阶平医学基金会男性生殖学部秘书，中国性学会男性生殖医学分会常务委员，江苏省医师协会男科医师分会副主任委员兼学术秘书，江苏省性学会常务理事，南京医学会医疗事故技术鉴定暨医疗损害鉴定专家库泌尿外科成员。

北京大学泌尿外科医师培训学院"将才工程"培养对象，江苏省医学重大人才培养对象，江苏省"333高层次人才培养工程"中青年科学技术带头人，江苏省"六大人才高峰"培养对象，江苏省第一批"卫生拔尖人才"。《中华男科学杂志》编委、《中华实验外科杂志》通讯编委、《南京医科大学学报（社科版）》编委。参编著作8部，其中主编、副主编著作5部，获得国家实用新型专利8项。已在国内外学术期刊上发表论文100余篇，其中SCI论文35篇。目前主持江苏省医学重大人才A类基金1项，国家自然科学基金面上项目1项，江苏省"333高层次人才培养工程"基金2项，江苏省"六大人才高峰"基金1项，江苏省卫生计生委指导性科研课题1项，江苏省医院协会课题1项。

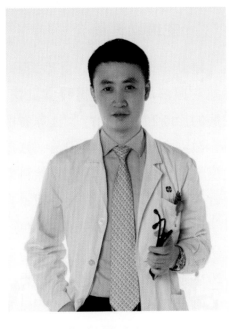

副主编简介

杨杰，医学博士，美国马里兰大学癌症中心博士后，副教授，江苏省人民医院泌尿外科副主任医师。擅长开展各种泌尿外科及男科常规手术，尤其擅长泌尿系结石及肿瘤疾病的诊治及手术、对美容有特殊要求的单孔腹腔镜手术及针对高危高龄前列腺增生患者的"经尿道柱状水囊前列腺扩开术"。

任南京医学会男科分会青年委员，中国医师协会男科分会青年委员，南京医学会计划生育及生殖健康专科分会委员，江苏省医师协会微创专业协会委员及秘书。发表第一/通讯作者 SCI 杂志论文 24 篇，总影响因子达 53.25 分。发表中华牌第一作者文章 5 篇。已获国家实用新型专利 8 项、发明专利 1 项。2011 年获江苏医学科技奖三等奖；2014 年获江苏省科学技术奖二等奖；2015 年获中华医学科技奖三等奖；2016 年首届"南京十佳青年医生"；2017 年获江苏省医学新技术引进奖一等奖；2018 年获江苏省医学新技术引进奖二等奖；2018 年获江苏医学科技奖三等奖。

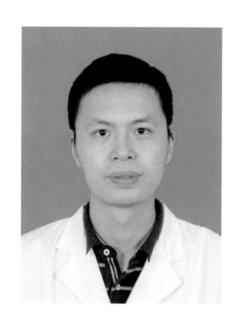

主编助理简介

　　薛建新，医学博士，主治医师。熟悉并掌握泌尿外科及男科常见病、多发病的诊断和手术治疗。江苏省医师协会微创专业协会青年委员，江苏省免疫学会会员。主持国家自然科学基金青年基金 1 项；主要参研国家自然科学基金 1 项，省市级课题 2 项。主要研究方向：肾脏功能的损伤与修复。2018 年获江苏省医学科技奖三等奖 1 项；以第一/通讯作者发表 SCI 论文 12 篇，中华系列论文 2 篇；以第一/第二发明人申请国家实用新型专利 6 项，授权 5 项。

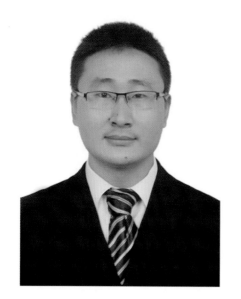

主编助理简介

　　夏佳东，医学博士，江苏省人民医院泌尿外科主治医师。现担任江苏省医师协会微创专业协会青年委员、中国免疫学会委员。现主持国家自然科学青年基金 1 项，以第一作者/通讯作者发表论著 30 余篇，其中 SCI 论文 12 篇。获得江苏省新医学新技术引进二等奖 1 项，江苏医学科技三等奖 1 项，南京市科技进步一等奖 1 项。获得国家发明专利 1 项。主要研究方向：泌尿系肿瘤和男科学。

序 一

"满眼生机转化钧，天工人巧日争新"。医学技术发展永无止境，创新是进步的源动力，微创技术一直以来都是泌尿外科手术发展的方向。随着科学技术的进步，在过去的数十年间泌尿外科领域的微创技术得到了迅猛的发展，经历了从传统开放手术到普通腹腔镜手术再到机器人辅助腹腔镜手术的两次变革。"达·芬奇"外科手术机器人的问世，使得腹腔镜技术拥有了机器人的灵活、精准和稳定等优势，再次将泌尿系统疾病的微创治疗带入新纪元。随着泌尿外科医师操作水平的不断提高，技术日臻娴熟，"达·芬奇"手术机器人已能广泛应用于泌尿外科领域的各类手术，尤其在精细分离、尿路重建方面和普通腹腔镜相比优势明显。

王增军教授团队自 2016 年以来已开展机器人辅助腹腔镜手术逾千例，已拥有丰富的"达·芬奇"机器人手术经验和娴熟的操作技巧。其团队编写了《泌尿外科机器人手术经典案例》一书，将他们的"达·芬奇"机器人手术操作经验及体会慷慨地分享给同仁。全书共 16 个经典案例，包含了许多病情棘手、手术操作难度高的病例，几乎囊括了所有泌尿外科手术类型。每一个案例都附有详细的临床资料、手术步骤要点及相关手术图片、手术结果及随访数据，形成独自的风格。该书图文并茂，内容新颖、实用性强，对机器人微创手术的临床实践有宝贵的参考价值。相信他们的经验介绍对我国"达·芬奇"机器人技术在泌尿外科的应用和发展会起到一定的推动作用。

中国工程院院士
海军军医大学校长
2020 年 10 月于上海

序 二

欣闻我院泌尿外科王增军教授主编的《泌尿外科机器人手术经典案例》即将出版，仔细阅读后，特作此序。手术机器人是现代科技进步的结晶，自诞生以来已形成微创手术领域的新突破，其设计理念是通过机械臂精准与稳定优势，实施复杂的外科手术，可为外科医师提供宽阔的视野和准确、灵活的控制能力，能够清楚呈现组织、器官解剖构造和神经血管束的走行，精细的分离有利于淋巴结的清扫，准确的缝合保证了吻合的高质量，已然成为外科医师挑战复杂及高难度手术的最佳"助力器"，焕发出无比的朝气和潜力。

我院自 2016 年 4 月引进"达·芬奇"机器人手术系统以来，手术量呈现逐月增多的态势，其中泌尿外科机器人手术量一度占全院 80% 以上，累计已逾千例，广泛覆盖泌尿外科各种类型手术，如肾上腺肿瘤切除、肾部分切除、肾癌根治、PUJ 成形、根治性膀胱切除 + 尿流改道、膀胱部分切除、前列腺癌根治、腹膜后淋巴结清扫、腔静脉癌栓切取等。我院泌尿外科是国家临床重点专科和江苏省泌尿外科诊疗中心，王增军教授及其团队锐意进取、不断创新，开展"达·芬奇"机器人手术 2 年来，已获江苏省医学新技术引进一等奖及二等奖各 1 项，将机器人手术平台的优势发挥至臻至善，成功挑战了一个个技术难点，造福一方百姓，多次为新闻媒体报道，已取得良好社会效益。

该书图文并茂，深入浅出，不仅详尽阐述了泌尿外科各类型机器人手术的技术步骤和要点，而且对具有代表性的 16 个典型案例的诊疗过程做了细致的分析与讨论，对临床实践有着独特的参考价值。

南京医科大学第一附属医院（江苏省人民医院）院长
南京医科大学副校长
2020 年 10 月于南京

前　言

　　20 世纪 80 年代，机器人首次被引入医学领域，经过 30 多年的发展，医疗机器人不仅促进了传统医学的革命，也带动了许多新技术、新理论的发展。2000 年第二代"达·芬奇"手术操作机器人系统研制成功，并于当年 7 月获得美国 FDA 批准成为第一个允许在临床使用的商品化手术机器人。它的出现使微创外科发生了新的革命，使外科手术的微创化、功能化、智能化和数字化程度大大提高。目前机器人手术已广泛应用于泌尿外科、普外科、心胸外科、妇科和耳鼻喉科等领域，其中泌尿外科是机器人手术应用的主要阵地，适用范围最广，技术已趋成熟。

　　我院自 2016 年 4 月首次引进"达·芬奇"机器人手术系统以来，本中心已完成机器人手术逾千例，开展范围及适应证可完全覆盖泌尿外科所有腹腔镜手术，并原创性开展 2 项新技术"分支肾动脉序贯阻断下多发肾肿瘤 I 期剜除术"和"全尿道保留前列腺癌根治术"。目前我们在机器人手术技术运用上已达到国内先进水平，其中不乏一系列病情复杂、操作难度高的病例，如采用传统腹腔镜手术将难以完成或不能达到最佳效果，我们均凭借"达·芬奇"手术机器人平台精确、稳定、术者不易疲劳的优势，进行了尝试，取得了一些宝贵的经验，现将其中具有代表性的 16 例案例荟萃总结编成此书。

　　本书不仅涵盖了机器人手术的基本过程，每个关键步骤均配有术中照片和详细解释，还包括了患者的整个诊疗过程和术后短期随访情况，并对术中的难点及注意事项也一一详述。阅读本书可使正在接受培训的青年泌尿外科医师了解机器人手术的基本原理、知识及操作步骤，还可为已有相关机器人手术经验的术者提供处理疑难病例的经验，提高手术操作技巧，希望本书能为推动我国泌尿外科机器人手术技术的应用、普及和发展贡献一份力量。

本书介绍的手术方法和技巧很多是本中心习惯的术式和临床经验总结，尽管在相关内容介绍上做了详尽的描述和说明，但仍有美中不足之处，欢迎同道提出宝贵意见和建议，加强交流。

王增军

2020 年 10 月于南京

目　录

经典案例一

孤立肾多发肿瘤剜除 + 同侧肾上腺肿瘤切除术

导读：肾细胞癌又称肾癌(renal cell carcinoma, RCC)是肾脏最常见的恶性肿瘤，占成人恶性肿瘤的2%～3%[1]，手术切除是目前治疗肾癌唯一有效的方法，随着人们对慢性肾脏疾病了解的不断深入，对早期小肾癌患者行肾部分切除术应用越来越广泛[2-3]。肾脏多发性肿瘤指在同一肾脏上具有≥2 个间距≥1cm 的肿物，且多为同一种病理类型，手术是首选治疗方式。考虑到多发病灶的局部复发率可能较高，且Ⅰ期切除多个肿瘤的肾部分切除术难度较大，手术时间长，术中大出血风险高，故如果对侧肾脏功能正常，传统方法为行根治性切除术。

孤立肾肾癌指先天性单肾或一侧肾因良性病变已切除，或者某种原因致一侧肾功能严重受损而唯一有功能的肾脏所发生的肾癌。对于孤立肾肾癌患者而言，直接行肾癌根治术会导致患者术后需要血液透析，生活质量严重受影响，故保留正常肾单位的肾部分切除术(partial nephrectomy, PN)是孤立肾肾癌的主要治疗选择[4-5]，在切除癌灶、控制肿瘤进展的同时最大可能地保留肾功能是其治疗原则。目前临床上 PN 的手术方式主要包括传统开放手术和微创腹腔镜手术，其中前者是标准术式，以往应用较多，近年来随着腹腔镜技术的发展和临床经验的积累，腹腔镜下肾部分切除术(LPN)逐渐取代开放手术，成为首选术式。但传统的腹腔镜手术存在二维视野、不良人体工程学等缺点，在进行肾部分切除术时，仅经验丰富的术者能顺利完成手术。相比传统腹腔镜，"达·芬奇"机器人手术系统为三维视野，高清图像，可以放大 10～20 倍，多关节机械臂能完成多种精细动作，在体内操作比人手更灵活，术中副损伤的概率也相应减少。

近年来，"达·芬奇"机器人系统已广泛应用于肾癌患者手术中，自 2004 年第一例机器人辅助腹腔镜肾部分切除术(RALPN)被报道以来[6]，国内外多个临床研究显示，相比 LPN，RALPN 中转肾癌根治术的发生率更低，能更好地保护术后肾功能，具有更短的术中热缺血时间(warm ischemia time, WIT)和住院时间[7]。鉴于此，目前国内大的医疗中心 RALPN 在临床上的应用正逐渐增多。但无论何种术式，术中要在尽可能短的热缺血时间内（<20 分钟）完整切除癌灶并对肾脏进行缝合，才能达到最佳的术后功能结果。

【关键词】孤立肾癌；肾上腺腺瘤；机器人手术；保留肾单位手术；同侧肾多发肾癌

1 病案资料

患者张××，男，46岁。5年前单位体检时查B超示"左肾占位"，无腰腹痛，无肉眼血尿，遂来我院就诊，进一步CT平扫＋增强提示"左肾占位，Ca可能"，于2011年10月20日全麻下行腹腔镜下根治性左肾切除术，手术顺利。病理诊断：透明细胞癌Ⅱ～Ⅲ级，大小3cm×2.5cm×2.5cm，未突破肾包膜，输尿管切缘未见癌累及。术后定期复查，自述未见明显异常，2016年7月患者因"右侧肩背部疼痛"于当地医院就诊查CT示：右肾占位，右肾上腺占位。遂于次日来我院就诊，复查中腹部CT平扫＋增强示（图1-1）：右肾占位，考虑透明细胞癌可能大；左肾切除术后改变；右肾上腺占位，腺瘤可能。现为求手术治疗，收住我科，病程中患者精神可，食纳正常，睡眠尚可，无血尿，大便如常，近期未见明显体重减轻。

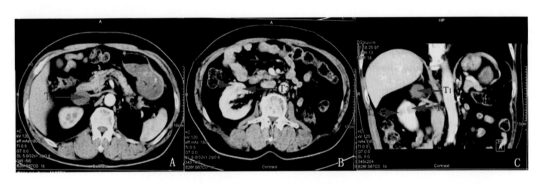

图1-1 术前增强CT提示：肾上腺肿瘤(T1)；右肾多发肿瘤(T2和T3)，其中T2紧靠肾门部

入院后查肾上腺功能全套，未见明显肾上腺相关激素分泌异常，查血Cr 132.7μmol/L，血钾3.84mmol/L。

既往病史：自述"高血压"病史10余年，最高160/80mmHg，口服"硝苯地平缓释片"，2片，每天1次，控制尚可。否认"冠心病、糖尿病"病史，否认药物及食物过敏史，否认"肝炎、结核"等传染病史，8年前有"右股骨头置换"手术史，2016年3月因"尿痛伴血尿"于当地医院行TURP，术中发现膀胱占位，遂行TURBT，术后"吡柔比星"定期膀胱灌注，病理结果患者自述不详。否认输血史，否认烟酒等不良嗜好，否认长期接触工业化学用品，无家族性遗传病史及肿瘤癌症家族史。

专科查体：发育正常，营养良好，腹部未见明显膨隆，全腹软，未及明显包块，无压痛及反跳痛，双肾区无明显叩痛。

2 病情分析及治疗方案

考虑到患者为男性，年仅46岁，病情特殊，虽为同侧肾多发肾占位，但患者5年前已切除左侧，现为右侧孤立肾，故行保留肾单位手术势在必行，且需要术者在切除患者多发肾肿瘤的同时最大限度的保留患者的肾功能，减少术中患肾热缺血时间，减少肾单位的丢失，以尽可能避免术后行血液透析治疗。此外，患者同侧肾上腺占位，虽 CT 扫描考虑腺瘤可能，但依旧不能排除肾癌转移灶可能，且患者有高血压病史 10 年，可能与该腺瘤相关，故肾上腺占位也需一并处理。该手术技术难度较大，术中肾多发肿瘤的剜除和缝合需要处于不受操作角度限制的理想状态才能尽可能减少正常肾单位的丢失。基于此，在机器人辅助腹腔镜平台下进行孤立肾多发肿瘤剜除 + 肾上腺肿瘤切除成为该患者的最佳治疗选择。考虑到同侧肾上腺占位可能为良性，术中拟先处理肾上腺占位，再处理肾多发占位，以免造成恶性肿瘤的医源性转移。

3　手术步骤及要点

（1）患者术中体位选择及 Trocar 分布：麻醉成功后，患者取左侧卧位，垫高腰部。建立气腹后，于脐上偏右在气腹针引导下置入 12mm 机器人观察 Trocar，自此孔进入镜头，并使其 30°向上。自镜头孔向右约 10cm 肋缘下腹直肌旁位置及向左侧 10cm 髂前上棘下腹直肌旁位置分别在直视下置入 8mm 机器人手术专用金属 Trocar。于镜头 Trocar 与肋缘下 Trocar 连线中点偏向右侧置入 12mm Trocar，同样，于镜头 Trocar 与髂嵴下 Trocar 连线中点偏向左侧置入 12mm Trocar，该两个 Trocar 为辅助孔，其后连接机械臂并置入各相应操作器械。应注意：使镜头孔、肾门、"达·芬奇"机器人中心柱三点呈一直线。

（2）显露肾周筋膜并切除肾上腺肿瘤：沿结肠旁沟切开右侧腹膜，并切断肝结肠韧带，将结肠翻向内下，显露出肾周筋膜，充分游离肾上极暴露出肾上腺，沿肾上腺寻及肾上腺肿瘤，见表面光整，呈黄褐色，大小 3cm×3.5cm，遂以锁扣夹阻断其基底部血供，完整切除肾上腺肿瘤（图 1 - 2）。

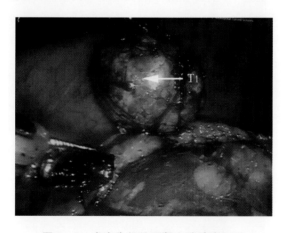

图 1 - 2　术中先行处理肾上腺肿瘤（T1）

（3）分离肾门血管：打开肾周筋膜，向内侧推开结肠，暴露肾门区域，钝性结合锐性分离，游离出肾动脉。应注意：充分游离肾动脉主干及其分支。

（4）暴露肾肿瘤：在肾周筋膜内用钝性结合锐性分离的方法充分游离肾脏表面，暴露出右肾位于中极的两枚相邻肿瘤，大小约 1.8cm×1.2cm 和 1.2cm×1.2cm，清理肾脏肿瘤周围的脂肪组织，以便在完整剜除肿瘤后能迅速进行缝合止血。

（5）肿瘤剜除及创面缝合：血管阻断夹阻断已暴露良好的肾动脉主干，随后迅速沿肾脏肿瘤包膜，以机器人1号臂电剪在电凝下先行剜除右肾中极近肾门处肿瘤（T2），再剜除较外侧肿瘤（T3）（图1-3，图1-4），因术中肾动脉阻断确切，几无出血。后用2-0 Vloc 倒刺线连续缝合关闭肾脏肿瘤剜除后创面，松开血管阻断夹，肾脏血流恢复，创面无明显出血及渗出。整个肾动脉阻断时间约27分钟，因阻断时间较短，肾皮质恢复血供后颜色红润。在右侧肾窝旁留置腹腔引流管一根。

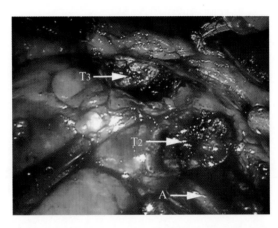

图1-3 剜除右肾肿瘤（T2和T3），术中肾动脉阻断确切，创面无明显渗血

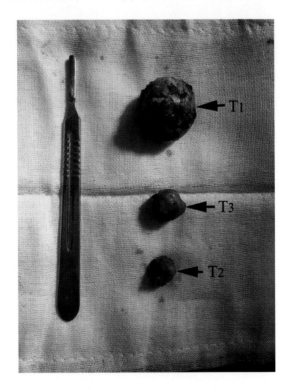

图1-4 三个肿瘤大小对比

注：术中完整切除肾上腺肿瘤（T1）和肾脏肿瘤（T2和T3）

4　手术结果及随访

　　全程手术在两小时内即完成，依赖术者熟练精准的手术操作和机器人辅助平台的优势，实际肾动脉主干阻断时间小于30分钟，同时完整切除同侧肾上腺肿瘤。术后患者恢复良好，术后2天引流量均小于50ml，术后第3天拔除引流管；术后第2天进半流饮食，术后绝对卧床3天后下地活动，术后第4天出院。术后常规病理示：（右肾）透明细胞癌，Ⅱ级，肿物2枚，包膜完整，大小分别为1.5cm×1.0cm和1.4cm×1.0cm，切缘均未见癌组织累及；（右肾上腺）皮质腺瘤，大小3cm×3.5cm。术后第2天查血Cr 207.2μmol/L，术后患者3个月行血常规以及生化检测未见明显异常，血Cr 150.8μmol/L，患者血压降至130~135/75~82mmHg，已无需服用降压药。继续随访至6个月，查血Cr 142.5μmol/L，泌尿系统B超及CT均未见肾脏肿瘤复发。

5　讨论

　　对于肾癌患者，有选择地实施肾部分切除术，不但可以获得和根治手术相当的肿瘤控制效果[8]，还可以降低患者术后长期慢性肾功能不全的风险[9]，最终获得更长的总生存期。根据欧洲泌尿外科学会（EAU）2018版指南，对于小肾肿瘤，开放的肾部分切除术是标准的治疗方案，而腹腔镜肾部分切除术在技术上也是可行的。但对孤立肾肾癌，如果行肾癌根治术，患者在术后则要立即接受血液透析治疗，严重影响生活质量，并增加患者的经济负担。虽然近年来出现了冷冻、射频、高能聚焦超声等非手术疗法治疗该类病例，但其疗效尚不明确。因此肾部分切除术仍是孤立肾肾癌的主要治疗方式。

　　孤立肾包括解剖性孤立肾和功能性孤立肾两种，解剖性孤立肾根据发病时间又可分为先天性与后天性孤立肾，前者指患者出生后即发现一侧肾脏阙如，后者指既往有一侧肾脏切除史；功能性孤立肾指泌尿系统影像学检查提示一侧肾脏已经发生明显萎缩或功能极差（GFR<15ml/min），且另一侧功能较好。该例患者2011年因左肾癌接受根治性左肾切除术，属于后天性孤立肾，且在2016年复查时发现右侧孤立肾占位。对于该孤立肾肾癌患者而言，PN是主要治疗选择，其具有肿瘤切除完全、复发风险低的优点，我科对该患者完善术前影像学检查，尤其是通过肾脏增强CT来明确癌灶周围的血管分布，以此达到降低术中失血量和尽可能减少WIT的目的，并保证肿瘤切除的完整性。

　　当前开放PN术仍然是孤立肾肾癌的首选术式，其操作难度明显低于腹腔镜手术，且在切除肿瘤的完整性、术野暴露、缝合创面等方面具有一定的优势，术中需要阻断肾血管的时间短，有利于保护患肾功能，故尽管腹腔镜手术的创伤较小、术后恢复快，以往临床对于肿瘤体积较大的或复杂性的孤立肾肾癌仍然是以开放PN为主，尤其是内生型肾癌或位置靠近肾门者[10]。但随着机器人腹腔镜技术的发展，以往腹腔镜手术把握不大的特殊孤立肾肾癌，现已可通过机器人平台行微创手术完成PN。和传统的腹腔镜相比，"达·芬奇"手术机器人系统突破人眼和人手局限，将微创手术推向极致。视频处理系统提供光学放大10~20倍，高清晰的三维立体视频技术，超越了人眼的局限，视野更清晰，操作更精确细致。视频速度达到同步1300次/秒，其光照范围也较腹腔镜更大，为医生提供手术导航定位。床旁机械臂系统有7个自由度，手术器械可以模拟人手腕的灵活操作，在人手不能触及的狭小空间进行精细的手术操作，超越了人手的局限，且能够滤除人手颤抖，避免疲劳操刀，使精力更集中，治疗效果更好。

肾单位的减少导致的肾功能变化一直是围绕孤立肾患者 PN 的核心问题，如果拥有正常的对侧肾，可以不用担心急性肾衰竭的发生[11-13]。有研究报道，孤立肾患者行 PN 术后急性肾衰竭的发生率接近 10%，且与肿瘤的大小有关，即与丢失的肾单位数量相关[14-15]，一般肾功能障碍出现在孤立肾肿瘤直径大于 7cm 的患者[16]。除了肾功能的变化，肿瘤的控制能力也是肾部分切除必须考虑的问题。虽然在随访时间之内有将近 30% 的肾癌特异性死亡，但是只发现了小于 10% 的肾局部复发，这说明 PN 对肿瘤的良好控制能力[14]。在多因素 Cox 模型分析中，只发现了肿瘤的大小（包括由此定义的 T 分期）是肿瘤特异性生存的独立预后因素，这也证明了之前文献报道的 T_3 期以上肿瘤在 PN 术后的预后不佳[15]。在一项纳入了 37 例 T_{1a} 期肿瘤的研究中，5 年的肿瘤特异性生存率达到了 100%[17]，这也从侧面证明了 Fuhrman 分级和病理类型与肿瘤导致的死亡无显著关系[14]。该患者虽然单个肿瘤直径较小，大小分别为 1.5cm×1.0cm 和 1.4cm×1.0cm，但两枚肿瘤相邻，且有一枚位于肾门，采用机器人 1 号臂电剪沿肿瘤包膜弧形剜除，成了尽可能多的保留正常肾单位的最大技术保障，而这在以往传统腹腔镜平台下难以达到。正因如此患者术前查血 Cr 132.7μmol/L，术后 6 个月，查血 Cr 142.5μmol/L，仅有轻度升高，为患者今后的生活质量提供了有力保证。

肾脏肿瘤剜除是孤立肾肾肿瘤的适应证，肾肿瘤同时合并肾上腺肿瘤的较为少见，且根据术中快速病理，考虑为肾上腺原发肿瘤，即一个个体同时发生两种疾病。我们根据术前增强 CT 及术中情况可以了解到该患者肾脏肿瘤其中一枚位于肾门部，紧贴肾动脉，手术难度较大，容易发生副损伤。术中依赖术者熟练和精准的操作，并充分利用"达·芬奇"手术机器人机械臂可全角度旋转、精确定位的优势，快速而精准地切除肾脏肿瘤、缝合创面，最大限度减少了患者肾脏的缺血–再灌注损伤，减少患者孤立肾正常肾单位的丢失，是在"达·芬奇"机器人平台下行孤立肾多发肾肿瘤剜除术的一次成功尝试。

参 考 文 献

[1] van Spronsen DJ, de Weijer KJ, Mulders PF, et al. Novel treatment strategies in clear – cell metastatic renal cell carcinoma. Anticancer Drugs, 2005, 16(7): 709 – 717

[2] Thompson RH, Kaag M, Vickers A, et al. Contemporary use of partial nephrectomy at a tertiary care center in the United States. J Urol, 2009, 181(3): 993 – 997

[3] Go AS, Chertow GM, Fan D, et al. Chronic kidney disease and the risks of death, cardiovascular events, and hospitalization. N Engl J Med, 2004, 351(13): 1296 – 1305

[4] Mues AC, Korets R, Graversen JA, et al. Clinical, pathologic, and functional outcomes after nephron – sparing surgery in patients with a solitary kidney: a multicenter experience. J Endourol, 2012, 26(10): 1361 – 1366

[5] Haber GP, Lee MC, Cmuzet S, et al. Tumor in solitary kidney: laparoscopic partial nephrectomy VS laparoscopic cryoablation. BJU Int, 2012, 109(1): 118 – 124

[6] Gettman MT, Blute ML, Chow GK, et al. Robotic – assisted laproscopic partial nephrectomy: technique and initial clinical experience with DaVinci robotic system. Urology, 2004, 64(5): 914 – 918

[7] Choi JE, You JH, Kim DK, et al. Comparision of perioperative outcomes between robotic and laproscopic partial nephrectomy: a systematic review and meta – analysis. Eur Urol, 2015, 67(5): 891 – 901

[8] Zini L, Perrotte P, Capitanio U, et al. Radical versus partial nephrectomy: effect on overall and nocancer mortality. Cancer, 2009, 115(7): 1465 – 1471

[9] Huang WC, Elkin EB, Levey AS, et al. Partial nephrectomy verses radical nephrectomy in patients with small renal tumors – is there a difference in mortality and cardiovascular outcomes? J Urol, 2009, 181 (1): 55 – 61

[10] 张雪培, 任选义. 复杂性肾脏肿瘤开放手术保留肾单位的技术探讨(附光盘)[J]. 现代泌尿外科杂志, 2015, 20(3): 141 – 143

[11] Lau W, Blute ML, Weaver AL, et al. Matched comparison of radical nephrectomy vs nephron – sparing surgery in patients with unilateral renal cell carcinoma and a normal contralateral kidney. Mayo Clin Proc, 2000, 75(12): 1236 – 1242

[12] Belldegrun A, Tsui KH, deKernion JB, et al. Efficacy of nephron – sparing surgery for renal cell caicinoma: analysis based on the new 1997 Tumor – Node – Metastasis Staging System. J Clin Oncol, 1999, 17 (9): 2868 – 2875

[13] Ma YC, Zuo L, Chen JH, et al. Modified glomerular filtration rate estimationg equation for Chinese patients with chronic kidney disease. J Am Soc Nephrol, 2006, 17(10): 2937 – 2944

[14] 杨全成, 孙艳. 孤立肾肾癌肾部分切除术后并发症与肿瘤的预后分析[J]. 临床泌尿外科杂志, 2016, 31(11): 991 – 993

[15] Reza G, John CC, Christine ML, et al. Renal cell carcinoma in the solitary kindey: an analysis of complicagtions and outcome after nephron sparing surgery. J Urol, 2002, 168(2): 454 – 459

[16] Jatinder G, Abhinav S, Christos SG, et al. Renal function and oncologic outcomes after cryoablation or partial nephrectomy for tumors in solitary kidney. Korean. J Urol, 2011, 52(6): 384 – 389

[17] Olweny EO, Park SK, Tan YK, et al. Radiofrequency ablation versus partial nephrectomy in patients with solitary clinical T_{1a} renal cell carcinoma: comparable oncologic outcomes at a minimum of 5 years of follow – up. Eur Urol, 2012, 61(6): 1156 – 1161

（梁　超　夏佳东　杨　杰　王　清　宋宁宏　王增军）

经典案例二

输尿管瓣膜切除 + 肾盂输尿管成形术

导读: 肾盂输尿管连接部狭窄(ureteropelvic junction obstruction, UPJO)是指因某些因素引起的肾盂与输尿管交接部狭窄所致尿流通过不畅,是引起原发性肾积水、肾功能损害的常见原因之一,发病率约为1/1500[1]。其病因较多,多数为先天性的,大致可分为外在、内在性狭窄及其他因素:外在性是由外在因素压迫肾盂输尿管连接部引发的管腔狭窄,如外在纤维索带压迫及异位血管压迫等;内在性是因肾盂输尿管组织结构发育障碍,所致管壁狭窄瓣膜或输尿管皱褶引发的管腔狭窄;其他如输尿管肾盂高位连接等[2-3]。

其中,输尿管瓣膜病较为少见,发病机制尚不清楚[4]。1942 年,Ostling[5]提出“胚胎性皱褶残留学说”认为胚胎期输尿管在上升过程中比肾脏生长快,因而出现输尿管皱褶,如上述胚胎性皱褶没有消失,结果就形成输尿管瓣膜。Chwalle[6]“膜存留学说”则认为妊娠 5 周时,输尿管下段可形成一层很薄的上皮膜,第 8 周后由于尿液和输尿管腔分泌物的积聚形成流体压力,使膜的中心首先产生缺血、破裂,并逐渐消失不留痕迹。但如部分破裂的 Chwalle 膜持续存在,则形成输尿管瓣膜,若膜不破裂,则形成输尿管膨出。另有研究[7]认为:位于上段输尿管的瓣膜是胎儿皱襞过长残留所致,而位于输尿管下部的瓣膜则与 Chwalle 膜的不全吸收有关;先天性输尿管瓣膜症在左右输尿管发病比例约为1:1;一般为单侧,两侧输尿管同时发生极少见,并且与性别、年龄无关[4,7]。在儿童人群中研究发现:50% 发生于近端输尿管,17% 在中段,33% 发生于远端输尿管;瓣膜的形态大都呈现小叶、隔膜或者环形[8]。

无论是哪种因素引起的 UPJO,均无明显特异性的临床症状和体征;患者多以腰酸、腰痛、血尿等就诊[9]。B 超筛查以及 CT 扫描常发现肾积水或并发的结石影;James F 等[10]认为:鉴于已有的肾功能损伤,避免射线暴露和造影剂对肾脏的进一步打击,MR 是对 UPJO 诊断的良好选择。而国内则多行逆行肾盂造影或输尿管镜检查以明确诊断,典型的 X 表现:①输尿管腔平行于肾盂壁,形成“高位嵌入型梗阻”;②输尿管一侧壁产生的锥体状或叶瓣状的充盈缺损镶嵌入狭窄节段的输尿管腔;③输尿管相对的两侧壁各有一充盈缺损嵌入管腔,成为一对交锁瓣,逆行造影见受损部位有倒“V”字改变。典型的输尿管镜下改变：叶瓣型瓣膜，可见输尿管壁上有赘生物生长，呈叶片状或锥状，可活动，数量可为单发或多发。其表面黏膜正常，白色。血管不丰富，基底部黏膜稍增厚，此为叶瓣型瓣膜。环型瓣膜在镜下可见输尿管壁环形凸起。堵塞管腔，表面黏膜和正常管壁相同，纹理清晰，瓣膜中可见小孔，随蠕动有尿液喷出[9]。

　　手术治疗是 UPJO 的主要治疗方式；如已确诊，应尽快行手术治疗，如果不及时处理可导致肾积水加重进而引发肾功能进一步损害，且往往不可逆。治疗 UPJO 的手术方式大致可分为离断性肾盂输尿管成形术和非离断性肾盂输尿管成形术，随着微创技术的发展，包括腹腔镜、内镜治疗、"达·芬奇"机器人等均已被应用于临床治疗中，但国内有关机器人 UPJO 手术的报道不多[2,11]。因为"达·芬奇"机器人在重建手术中视野放大、机械臂操作灵活、吻合精准快速的优势，我们尝试进行了机器人辅助腹腔镜下输尿管瓣膜切除＋肾盂输尿管成形术，以期达到降低术后并发症及术后复发的目的。

【关键词】肾盂输尿管连接部狭窄；输尿管瓣膜；机器人辅助腹腔镜手术；肾盂输尿管成形术

1　病案资料

　　患者王××，男，32 岁，职员，已婚已育。患者自 2010 年开始无明显诱因下出现左侧腰背部酸胀不适，偶有尿频尿急，无明显尿痛，无肉眼血尿，无排尿障碍，无腰背部外伤史。于当地医院就诊，查 B 超提示：左肾结石伴积水；考虑结石伴发肾积水及尿路感染，给予抗感染、排石等保守治疗，疗效不确切。近两年来，患者发现腰酸症状进行性加重，为求进一步诊治，遂急来我院就诊，门诊拟"左肾积水、左肾结石"收住入院。患者病程中无畏寒、发热，无心悸、胸闷，无恶心、呕吐，无腹痛、腹泻；饮食、睡眠可，大便如常，体重无明显变化。

　　既往史：患者既往体健，否认"高血压、糖尿病"等慢性病史，否认"肝炎、结核"等传染病史；否认吸烟、酗酒等不良嗜好，否认冶游史；否认手术、外伤史，家族中无类似病史。

　　专科查体：左肾区叩击痛（±），右肾区叩痛（−），腰部未扪及明显包块，双侧输尿管径路无深压痛，耻骨上膀胱区无异常隆起及压痛。外生殖器未见明显异常；直肠指诊：前列腺质韧，中央沟变浅，未触及明显结节，指套无染血。

　　实验室及器械检查：尿常规：红细胞 17.35/μl，白细胞 112.49/μl；中段尿细菌培养（−）；CT 示：左肾结石，左肾积水，左侧输尿管上段扩张，右肾输尿管未见明显异常（图 2−1）。入院后行尿脱落细胞检查均提示：未见异常分化细胞；行左侧输尿管逆行造影检查提示：左侧输尿管上段扭曲，管腔内充盈缺损，狭窄段以上输尿管明显扩张，肾盂积水（图 2−2）。

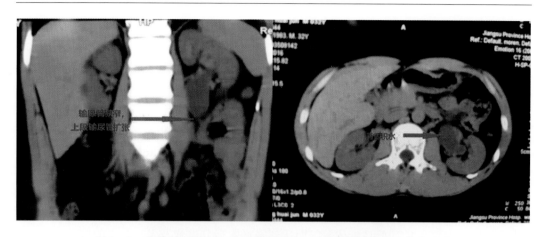

图 2 - 1　术前 CT 平扫示：左侧肾盂积水，左侧肾盂输尿管连接处狭窄

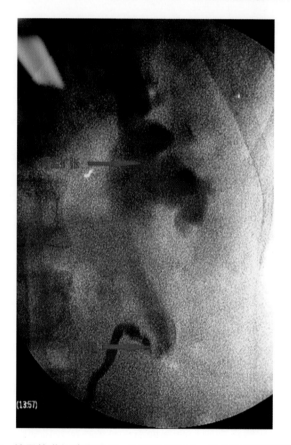

图 2 - 2　输尿管逆行造影显示：左侧肾盂积水，肾盂输尿管连接部狭窄

2　病情分析及治疗方案

该患者为青年男性，既往有左侧腰背部酸胀不适病史多年，并呈进行性加重，属 UPJO 的发病特征，另患者偶有尿频尿急症状，符合肾积水继发尿路感染。术前 B 超和 CT 检查均提示上尿路梗阻，输尿管逆行造影检查进一步明确了 UPJO 诊断，结合病程可

排除输尿管结石或肿瘤可能，考虑 UPJO，有明确手术指征。因机器人重建手术相较于传统腹腔镜手术优势明显，结合患者年龄较轻，对手术成功率的要求较高，遂决定行机器人辅助腹腔镜下输尿管瓣膜切除 + 肾盂输尿管成形术。

3 手术步骤及要点

机器人辅助腹腔镜下输尿管瓣膜切除 + 肾盂输尿管成形术。

（1）手术前准备：患者术前行常规检查，根据尿常规结果给予头孢地尼口服抗感染治疗 3 天，复查尿常规正常，排除手术禁忌。

（2）体位选择及 Trocar 分布：麻醉成功后，患者取截石位，行输尿管镜检查提示：左侧输尿管内多发息肉样新生物。改右侧卧位，于脐上左侧双巾钳提起皮肤及皮下组织，切开 1.5cm，置入气腹针，建立气腹，压力维持在 15mmHg 左右，置入 12mm 机器人观察 Trocar，置入摄像系统。于左肋缘下 2cm 与腹直肌外侧缘交界处做一长约 1.2cm 切口，在观察镜引导下置入机器人操作孔金属 Trocar 2；于左侧髂前上棘内上 3cm 处做一长约 1.2cm 切口，在观察镜引导下置入机器人操作孔金属 Trocar 1；于下腹部腹直肌外侧缘做一长约 1.5cm 切口，在观察镜引导下置入辅助孔 Trocar 1；于上腹部正中做一长约 1.5cm 切口，在观察镜引导下置入辅助孔 Trocar 2（具体参见本书分支肾动脉阻断肾部分切除案例图片）。连接机械臂，并置入相应操作器械。

（3）沿 Toldt 线切开左侧侧腹膜、游离降结肠左侧，助手钳夹侧腹膜向内牵引，打开左肾 Gerota 筋膜，沿 Gerota 筋膜与左肾周脂肪囊间疏松结缔组织向下游离至肾下极；于肾下极找寻到扩张的输尿管，沿输尿管周向上游离至肾盂，向下游离至输尿管狭窄段以下 2~3cm，完全显露整个狭窄段（图 2-3）。注意：如果有多段狭窄，则需要游离至最远端狭窄段以下。

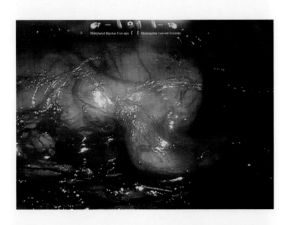

图 2-3 术中见左侧肾盂扩张，输尿管上段扭曲扩张

（4）于狭窄段近端横断输尿管，见远端狭窄明显，输尿管内多发蚓状瓣膜，向下纵向切开管腔，完全切除所有瓣膜；分别裁剪两侧断端，确保输尿管无扭曲两断端对合良好后，5-0 可吸收线连续缝合背侧输尿管（注意避免旋转远端输尿管），至对侧后打结固

定；沿输尿管切口向下置入 Cook 泥鳅导丝至膀胱，顺导丝置入 COOK F6 双"J"管一根，拔除导丝，将双"J"管近端置入肾盂；继续缝合切口腹侧；确认吻合口无尿外渗，必要时可加强缝合(图 2 - 4 至图 2 - 7)。

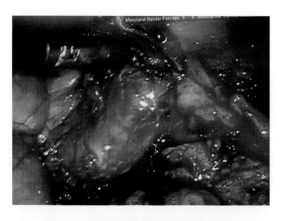

图 2 - 4　离断左侧输尿管狭窄段远端

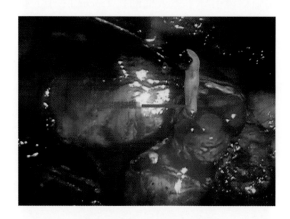

图 2 - 5　蚓状输尿管瓣膜

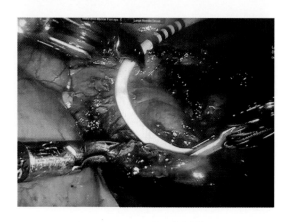

图 2 - 6　术中置入双"J"管

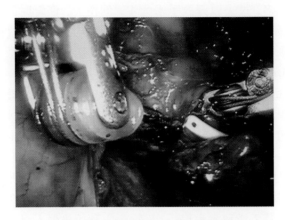

图2-7　输尿管断端与肾盂再吻合

（5）确切止血，清点纱布器械2遍无误后（图2-8），吻合口附近放置引流管一根于1号机械臂金属Trocar引出，结束手术。

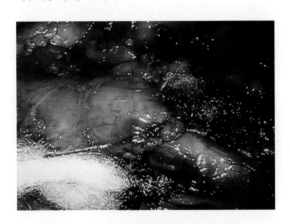

图2-8　左侧肾盂输尿管断端再吻合后

4　手术结果及随访

手术总时长43分钟，术中出血约10ml。患者术后第2天即恢复半流饮食，并下床正常活动；术后第3天拔除导尿管；术后3天日均引流量25ml，术后第4天引流10ml，遂拔除引流管并出院。术后1个月门诊经膀胱镜拔除左侧双"J"管，术后3个月于门诊复查B超提示：左肾盂轻度积水，集合系统分离9mm，输尿管上段扩张，但较前明显好转。

5　讨论

临床上UPJO常特指管腔内狭窄，其病理主要是壁层肌肉螺旋结构的改变，蠕动波通过受阻。离断性肾盂成形术不仅切除了肉眼所见的器质性梗阻病变，同时切除了多余的肾盂壁，重建新的肾盂输尿管连接部，使其恢复正常蠕动，解决了神经性传导不良的可能，进而使尿液可以顺利进入输尿管，一直被认为是治疗UPJO"金标准"[12-14]。离断性肾盂成形术方法较多，过去以开放手术为主，创伤大，恢复时间长，腔镜技术的开展使此手术变得微创而且精细[15]。Davenporta 等[16]对腹腔镜与开放性肾盂成形术进行对比分析后认为，两种术式效果一样；但腹腔镜手术并发症少于开放手术，故可取代开放性肾盂成形术成为 UPJO 的标准术式。

近年来，随着"达·芬奇"机器人在泌尿外科手术中的普及，其也越来越多被应用到此类手术中[17]。因其有与腹腔镜类似的手术效果，并具有较低的术后并发症及尿外渗的发生率[18,19]，而成为目前欧美国家腔镜离断性肾盂输尿管成形术的主要选择之一[20]。一项来自美国 2003—2015 年的数据显示，机器人在此类手术中占比约为 40%，优势明显，并且这一比例在持续升高[21]。据我国 2014 年发布的《肾盂成形术临床经验分享与共识》[22]显示：目前，国内 UPJO 的治疗术式中腹腔镜下肾盂输尿管成形术占 82%，其中机器人辅助腹腔镜下肾盂成形术为 6%。王东等[23]利用机器人对 11 例 UPJO 行离断成形术发现：机器人手术时间较腹腔镜明显缩短，出血量少，而且住院时间也相对缩短。Mari A 等[24]对 100 例机器人辅助腹腔镜下肾盂输尿管成形术进行了回顾性分析发现：手术的中位时间约为 110 分钟，其中体内手术时间约为 87 分钟；无一例术中并发症发生；术后随访 18 个月（12 ~ 48 个月）仅 2 例出现再狭窄，总有效率 98%。

输尿管瓣膜症是一种特殊的 UPJO，较为罕见，手术的目的在于不仅要行肾盂输尿管离断再吻合，而且需切除所有的输尿管瓣膜；故对手术的精准度要求较高，而良好的解剖对位吻合亦可以明显降低术后尿外渗的概率和远期复发率。"达·芬奇"机器人，首先可以突破人眼局限，具有放大 10 倍以上的直视三维立体操作视野；其次突破人手局限，七自由度的腕式活动机械手能在 360° 的空间内自由活动，并可滤除人手的疲劳颤抖[23]；这些优势均有助于让术者在精确切除 UPJO 狭窄段及输尿管瓣膜的同时，可以更精确的再吻合，从而减少创伤，促进患者加速康复。

传统的腹腔镜下肾盂输尿管离断成形术具有经腹腔和经腹膜后两种手术途径，Kingler 等[25]对比研究了经腹与经腹膜后两种径路的腹腔镜肾盂成形术，认为其难度、并发症的发生率等差异无统计学意义，术式的选择取决于术者的经验。Sami 等[26]认为：经腹膜后途径手术时间长于经腹腔途径，并且术中转开放的概率也高于经腹腔组。袁平成等[27]回顾性比较分析了 126 例经两种途径的腹腔镜成形术发现：两种途径在手术效果、并发症、术后恢复时间、住院时间、再发狭窄等方面无显著性差异；但如果肾周围解剖复杂或已有首次经腹膜外手术史或过度肥胖患者建议经腹途径手术。本次手术，我们选择了机器人较为成熟的经腹途径，其鞘卡的分布类似于肾切除/部分切除手术[28]；术中左肾周解剖标记明显，肾盂输尿管暴露清晰快速。虽然经腹途径可能会导致腹腔内脏器的损伤及干扰，但我们认为，鉴于机器人手术视野的放大效应，只要术者术中操作仔细，则完全可以避免误伤。

虽然机器人辅助腹腔镜较单纯腹腔镜技术优势存在，但就机器人手术本身而言，仍存在一定缺陷，如触觉反馈体系的缺失，医生只能通过视觉信息反馈来弥补触觉反馈的不足[29]，这对于术中牵拉输尿管时极易造成过度牵扯而损伤。其次，机器人手术时需要更大的鞘卡切口，这对于女性患者无选择优势；另外，机器人使用成本较为昂贵，手术系统的学习曲线较长等均不利于机器人手术的普及[21, 30, 31]。

Ener K 等[32]认为"机器人辅助腹腔镜肾盂输尿管成形术代表未来趋势"；Mari A 等[24]认为"机器人辅助腹腔镜下肾盂输尿管成形术是具有完美手术效果和患者术后最小疼痛的微创手术方式"。我们认为，机器人辅助腹腔镜下输尿管瓣膜切除＋肾盂输尿管成形术相较于传统腹腔镜技术安全可行、再吻合效果确切、经腹途径具有相对优势。

参 考 文 献

［1］ Shah PH, Smith AT, Leavitt DA, et al. Ureteropelvic junction obstruction secondary to metastatic relapsa of breast cancer. Urol case rep, 2016, 4(10)：38 - 40

［2］ 陈运, 亓林. 肾盂输尿管连接部狭窄的治疗进展. 国际泌尿系统杂志［J］, 2014, 34(4)：577 - 580

［3］ 王尉, 王敏捷, 汪帮琦, 等. 后腹腔镜下"T - Q"三步法离断性肾盂成形术(附5例报告)［J］. 中国微创外科杂志, 2018, 18(1)：60 - 63

［4］ Ghribi A, Jouini R, Hellal Y. Congenital ureteral valve associated with contralateral renal agenesis. Eur J Pediatr Surg, 2009, 19(5)：339 - 340

［5］ Ostling K. The genesis of hydronephrosis part icularly with regard to the changes at the ureteropelvic junction. A cta chir scard, 1942, 86(Suppl 72)：12 - 22

［6］ Chwalle R. The process of formation of cystic dirlatations of the vesical end of the ureter and of diverticula at the ureteralostium. Urol Cutam Rev, 1927, 31：499 - 504

［7］ Sant GR, Barbalias GA, Klauber GT. Congenital ureteral valves：an abnormality of ureteral embryogenesis? J Urol, 1985, 133：427 - 431

［8］ Rabinowitz R, Kingston TE, Wesselhoeft C, et al. Ureteral valves in children. Urology, 1998, 51：7 - 11

［9］ 李保军, 周鹤同, 于洪波, 等. 先天性输尿管瓣膜症的诊治(附45例报告)［J］. 国际泌尿系统杂, 2010, 30(3)：292 - 294

［10］ James F. Borin. Ureteropelvic Junction Obstruction in Adults. Rev Urol, 2017, 19(4)：261 - 264

［11］ Olsen LH, Rawashdeh YF, Jorgensen TM. Pediatric robot assisted retroperit oncoscopic pyeloplasty：a 5 - year experience. J Urol, 2007, 178：2137 - 2141

［12］ 张大宏, 刘锋, 李新德. 腹腔镜与开放性离断式肾盂成形术的疗效比较［J］. 中华泌尿外科杂志, 2007, 28(3)：171 - 174

［13］ 薛芃, 宗焕涛, 王晓雁, 等. 输尿管镜钬激光内切开与后腹腔镜肾盂成形术治疗肾盂输尿管连接部狭窄的疗效比较［J］. 中华保健医学杂志［J］, 2017, 19(2)：139 - 141

［14］ Subotic U, Rohard I, Weber DM, et al. A minimal invasive surgical approach for children of all ages with ureteropelvic junction obstruction. J Pediatr Urol, 2012, 8(4)：354 - 358

［15］ Zhang X, Li HZ, Ma X, et al. Retrospective comparison retroperitoneal laparoscopic versus open dismembered pyeloplasty for ureteropelvic junction obstruction. J Urol, 2006, 176：1077 - 1080

［16］ Davenport K, Minervini AG, Timoney AG, et al. Our experience with retroperitoneal and transperitoneal laparoscopic pyeloplasty for pelvi - ureteric junction obstruction. Eur Urol, 2005, 48(6)：923 - 977

［17］ Varda BK, Johnson EK, Clark C, et al. National trends of perioperative outcomes and costs for open, laparoscopic and robotic pediatric pyeloplasty. J Urol, 2014, 191：1090 - 1095

［18］Buffi NM, Lughezzani G, Hurle R, et al. Robot - assisted surgery for benign ureteral strictures: experience and outcomes from four tertiary care institutions. Eur Urol, 2017, 71: 945 - 951

［19］Niver BE, Agalliu I, Bareket R, et al. Analysis of robotic - assisted laparoscopic pyeloplasty for primary versus secondary repair in 119 consecutive cases. Urology, 2012, 79: 689 - 694

［20］Goetz G, Klora M, Zeidler J, et al. Surgery for pediatric ureteropelvic junction obstruction - comparison of outcomes in relation to surgical technique and operating Discipline in Germany. Eur J Pediatr Surg, 2018, ［Epub ahead of print］

［21］Varda BK, Wang Y, Chung BI, et al. Has the robot caught up? National trends in utilization, perioperative outcomes, and cost for open, laparoscopic, and robotic pediatric pyeloplasty in the United States from 2003 to 2015. J Pediatr Urol, 2018, （Feb）: 22

［22］李学松, 张辉霞, 周沂南. 肾盂成形术临术经验分享及共识. 泌尿外科杂志(电子版)［J］, 2015, 7(1): 1 - 5

［23］王东, 刘竞, 李利军, 等. 机器人辅助腹腔镜技术治疗泌尿外科疾病的临床效果［J］. 现代泌尿外科杂志, 2015, 20(6): 390 - 394

［24］Andrea Mari, Simone Sforza, Simone Morselli, et al. Surgical outcome of 100 consecutive robot - assisted pyeloplasty cases with no drainage placement for ureteropelvic junction obstruction. Int J Urol, 2018, 25 (7): 700 - 701

［25］Kingler HC, Remzi M, Janetschek G, et al. Comparison of Open versus Laparoscopic Pyeloplasty Techniques in Treatment of Uretero - Pelvic Junction Obstruction. Eur Urol, 2003, 44(3): 340 - 345

［26］Sami A, Xavier G, Jean - Baptiste R, et al. Laparoscopic Pyeloplasty: Comparison Between Retroperitoneoscopic and Transperitoneal Approach. Urology, 2010, 76(4): 877 - 881

［27］张大宏, 余大敏, 丁国庆, 等. 腹腔镜下离断式肾盂成形术［J］. 中华泌尿外科杂志, 2004, 25 (5): 306 - 307

［28］Lavery HJ, Small AC, Samadi DB, et al. Transition from laparoscopic to robotic partial nephrectomy: the learning curve for an experienced laparoscopic surgeon. JSLS, 2011, 3: 291 - 297

［29］van der Meijden OA, Schijven MP. Schijven. The value of haptic feedback in conventional and robot - assisted minimal invasive surgery and virtual reality training: a current review. Surg Endosc, 2009, 23(6): 1180 - 1190

［30］Boysen WR, Gundeti MS. Robot - assisted laparoscopic pyeloplasty in the pediatric population: a review of technique, outcomes, complications, and special considerations in infants. Pediatr Surg Int, 2017, 33 (9): 925 - 935

［31］Paradise HJ, Huang GO, Elizondo Sáenz RA, et al. Robot - assisted laparoscopic pyeloplasty in infants using 5 - mm instruments. J Pediatr Urol, 2017, 13(2): 221 - 222

［32］Ener K, Altınova S, Canda AE, et al. Outcomes of robotic - assisted laparoscopic transperitoneal pyeloplasty procedures: A series of 18 patients. Eur Urol Suppl, 2014, 13(6): e1290

（李 潇 薛建新 杨 杰 张嘉宜 王增军 宋宁宏）

经典案例三

精确分支肾动脉阻断下肾部分切除术

导读：肾肿瘤是泌尿系统较为常见肿瘤，分为恶性肿瘤（约占95%）和良性肿瘤（约占5%）[1]。在过去的几十年中，肾肿瘤的发病率持续上升，特别是随着影像技术的发展以及体检的普及，越来越多肾脏肿瘤在早期被检测出来。对于局限早期的肾脏恶性肿瘤或良性肿瘤，目前标准的治疗方案为保留肾单位的肾部分切除术[2]。对于腹腔镜下或开放的保留肾单位手术，肾门处的血管控制对手术能否顺利完成及其重要的，传统的肾门处血管处理是阻断肾动脉主干或者同时阻断肾动脉和肾静脉主干。如术中肾门处血管阻断不完全，容易引起肿瘤切除过程中严重出血，极大影响手术视野及手术进程，而完全阻断肾门处血管后手术时间与术后肾脏热缺血损伤程度呈正相关，众多研究认为肾动脉主干阻断应控制在20分钟内，对于术者而言，这无疑增加了保肾手术时的时间控制压力[3-6]。随着众多学者对保肾手术的不断改进，陆续出现了数个新型的肾门处血管处理方案，如零缺血技术、显微分离缺血技术，以及本单位率先提出的肾动脉分支阻断技术（Segmental renal artery clamping, SRAC）[7-11]，目前国内外已有大量报道显示SRAC在肾门阻断处理及术中肾功能保护方面有着独特优势[12-14]。该技术的引用将原先肾脏供应血管的全阻断转化为肿瘤供应血管的阻断，很大程度降低了术中非肿瘤区域肾脏的热缺血损伤，同时也减轻了血管阻断后术者的时间控制压力，无须争分夺秒地尽快切除肾脏肿瘤并缝合创面，为术者仔细切除肿瘤、缝合创面提供了可能性。

近年来，机器人辅助手术系统不断成熟完善，已被广泛应用于泌尿外科手术，且获得了较好的手术效果，与既往腹腔镜技术相比，由于机器人辅助手术系统的操作臂精确灵活，在处理较为复杂的操作，如剜除、缝合等技术时更为便捷，使得其在肾脏肿瘤切除及创面缝合上与普通腹腔镜手术相比有着明显优势[15-17]。本单位2011年提出的SRAC技术主要基于腹腔镜下肾部分切除术，该技术主要难点在于肿瘤供应靶动脉的识别、定位、分离和阻断，其中识别和定位是通过术前CTA技术进行，术中的难点在于肾门部靶血管的分离和阻断[9-11]。在处理肾门部靶血管时需要仔细分离、辨别肾动脉的一、二级分支，在充分游离靶血管的同时也要避免血管的损伤，这对于术者有极高的精准操作要求。鉴于机器人辅助手术系统机械臂的灵活性以及在复杂操作时无可比拟的稳定性，我们尝试通过机器人手术平台行肾动脉分支阻断肾部分切除术，以求在完整切除肾脏肿瘤的同时最大限度地保留肾单位，提高患者术后生活质量及远期预后。

【关键词】肾肿瘤；肾动脉分支阻断；肾部分切除术；肾单位保留；机器人手术

1　病案资料

患者季××，女，44岁，机关干部，因"体检发现右肾占位3年余"入院。患者3年前行泌尿系B超体检发现右肾占位，后CT进一步确诊为右肾错构瘤，大小约2.0cm×2.5cm，建议定期复查。3天前患者行腹部CT平扫＋增强复查，发现右肾占位较前明显增大，大小约5.3cm×4.5cm（图3-1）。患者因右肾肿瘤生长发展较快，心理负担较大，要求手术治疗，希望最大限度保留右肾，为寻求更好治疗，来我院门诊就诊，门诊拟"右肾肿瘤"收住入院。病程中患者无特殊不适，无明显畏寒、发热，无恶心、呕吐，无胸闷、心悸，无腹泻、便秘，无尿频、尿急、尿痛，无肉眼血尿，近期体重未见明显改变。

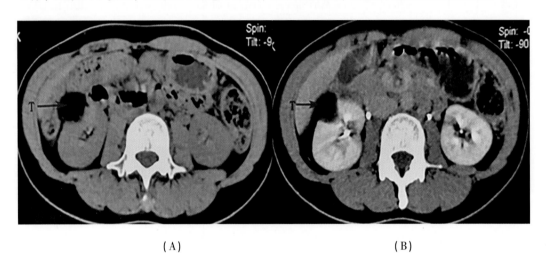

（A）　　　　　　　　　　　　（B）

图3-1　中腹CT平扫（A）及增强（B）提示：右肾肿瘤，错构瘤可能

既往病史："高血压"病史1余年，口服"代文"缬沙坦胶囊80mg，每天1片，血压控制正常水平内。否认"糖尿病""冠心病"等慢性病史，否认"肝炎""结核"等传染病史，否认手术、外伤、输血史，否认食物、药物过敏史。否认烟酒等不良嗜好，否认长期接触工业化学用品。无家族性遗传病及肿瘤癌症史。

专科查体：发育正常，营养良好，腹部未见明显膨隆，全腹软，未及明显包块，无压痛及反跳痛，双肾区无明显叩痛。

2　病情分析及治疗方案

该中年女性患者，因体检发现右肾肿物，无特殊病史，结合CT平扫＋增强提示该占位良性可能大，应为右肾错构瘤。该肿瘤为外生型，T_1期，位于肾脏中极偏腹侧，增强CT无明显强化。可选择经腹途径，便于良好暴露肿瘤及肾门部结构。同时患者有强烈保肾愿望，经济上无压力，经科室治疗组讨论决定行机器人辅助下分支肾动脉阻断肾肿瘤剜除术，以达到彻底切除肿瘤的同时最大限度为患者保留正常肾单位。

3　手术步骤及要点

（1）患者术中体位选择及 Trocar 分布：麻醉成功后，患者取左侧卧位，垫高腰部。建立气腹后，于脐上偏右在气腹针引导下置入 12mm 机器人观察 Trocar，自此孔进入镜头，并使其30°向上。自镜头孔向右约10cm 肋缘下腹直肌旁位置及向左侧10cm 髂前上棘下腹直肌旁位置分别在直视下置入 8mm 机器人手术专用金属 Trocar。于镜头 Trocar 与肋缘下 Trocar 连线中点偏向右侧置入 12mm Trocar，同样于镜头 Trocar 与髂嵴下 Trocar 连线中点偏向左侧置入 12mm Trocar，该两个 Trocar 为辅助孔，其后置入各相应操作器械。应注意：使镜头孔、肾脏中点、"达·芬奇"机器人中心柱三点呈一直线。

（2）显露肾周筋膜：沿结肠旁沟切开右侧腹膜，并切断肝结肠韧带，将结肠翻向内下，显露出肾周筋膜。

（3）分离肾门血管：打开肾周筋膜，向内侧推开结肠，暴露肾门区域，钝性及锐性分离，游离出肾动脉主干及一、二级分支。应注意：在充分游离肾动脉主干及其分支时，避免损伤肾静脉分支（图 3－2）。

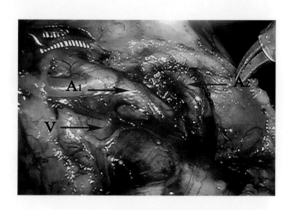

图 3－2　充分暴露和游离肾门血管

（A1 和 A2 分别为肾动脉主干的两条分支，V 为肾静脉）

（4）暴露肾肿瘤：在肾周筋膜内用钝性结合锐性分离的方法充分游离肾肿瘤，暴露出肾肿瘤和正常肾皮质界线，清理肾脏肿瘤周围的脂肪组织，以能完整切除肿瘤后便于良好缝合为度。

（5）肿瘤剜除及创面缝合：在肾动脉及其分支良好暴露的前提下，以血管阻断夹阻断供应肿瘤的上极分支肾动脉 A1，可见阻断部分肾实质颜色与未阻断部分对比鲜明（图 3－3）。随后沿肾脏肿瘤包膜，以机器人1号臂电剪在电凝下予以完整剜除，因术中阻断确切，出血量少（图 3－4）。后用 2－0 Vloc 倒刺线连续缝合关闭肾脏肿瘤剜除后创面，松开血管阻断夹，肾脏血流恢复，创面无明显出血及渗出，因阻断时间较短，血供阻断部分肾皮质恢复血供后颜色红润,手术效果理想(图3-5)。在右侧肾窝旁留置腹腔引流管一根。

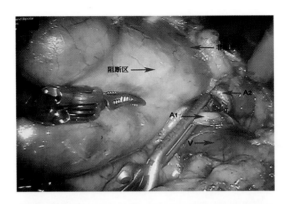

图3-3　术中阻断肿瘤供血动脉分支A1后,可见阻断区肾皮质颜色与未阻断区对比鲜明

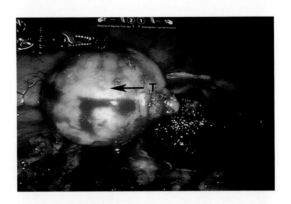

图3-4　术中完整切除整个肿瘤,因阻断确切,出血量少

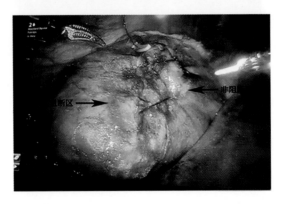

图3-5　2-0 Vloc倒刺线连续缝合肿瘤剜除后创面,因阻断时间短,血供阻断部分肾皮质恢复血供后颜色红润

4　手术结果及随访

手术总时长约54分钟,术中分支肾动脉阻断时间为19分钟,出血20ml,术中及术

后未出现并发症。术后第 1 天拔除导尿管，留置腹腔引流管，术后第 1 天引流量为 20ml，术后第 2 天予以拔除。术后第 2 天进食半流质，术后第 3 天恢复正常饮食。术后绝对卧床 3 天，第 4 天下床活动后出院，嘱其 1 个月内勿剧烈活动。术后常规病理提示：（右肾）血管、平滑肌、脂肪瘤。术后患者 3 个月行血常规及生化检查未见明显异常，泌尿系统 B 超检查未见肾周血症或肿瘤复发；继续随访至 6 个月，未见肿瘤复发。

5　讨论

肾错构瘤又称为肾血管平滑肌脂肪瘤，是由异常增生的血管、平滑肌及脂肪组织按照不同比例构成的，是一种良性肿瘤。错构瘤不仅仅可以发生在肾脏，还可以出现在脑、眼、心、肺、骨等部位。过去认为肾错构瘤是很少见的一种疾病，近年来，随着医学影像学的发展和人们对健康体检的重视，其检出率逐渐升高[1]。病因尚不清楚，多发于中年女性，是由成熟的脂肪组织、平滑肌及畸形血管构成，肾错构瘤分为两种类型：①不伴有结节性硬化症者，约 80% 患者属于该类型，肿瘤多单侧单发，瘤体不大；②结节性硬化症伴发肾错构瘤者，约占 20%，肿瘤多为双侧，且多发，瘤体大小不等。该案例患者属于第一种类型，肿瘤 <4cm 可以不治疗，但要密切随访。当发生瘤体因外伤或自发性破裂出血时，超选择性肾动脉分支栓塞为首要处理方案[2]；瘤体 <5cm 可行剜除术，尤其是在肾脏边缘的肿瘤；巨大的肾错构瘤可行肾切除；若为双侧病变要更多地考虑到肾功能的保存；少数病例可有局部及淋巴结侵犯，甚至瘤栓侵入大静脉，呈恶性行为表现，应行根治性肾切除。

对于可耐受手术的非转移性肾肿瘤患者，手术切除是最合适的治疗方式。手术方式主要为根治性肾切除术或肾部分切除术。对于 T_1 期肾脏肿瘤，肾部分切除术是首选的手术方式[2]。在肿瘤完全切除的情况下，肾部分切除术与根治性肾切除术相比，肿瘤特异生存率无统计学差异[18]。与此同时，对于经典的腹腔镜肾部分切除术或是开放性肾部分切除术，其远期总生存率及肿瘤特异生存率也无差异[19]。但腹腔镜下肾部分切除术，由于其手术创伤小，术后恢复快，住院时间短等优势备受推崇，目前已在国内外大型医疗机构广泛开展[20-22]。

腹腔镜下肾部分切除术在术中切除肿瘤前需要行肾动脉主干阻断，其阻断时间是影响术后肾功能相当重要的一部分，当阻断时间较长时因肾脏热缺血时间延长会造成术后肾脏功能损伤。为了保护术后肾功能，有很多研究显示肾脏动脉主干阻断的时间不能超过 20 分钟[3-6]。这对手术者提出了技术上及心理上很大的挑战：要在 20 分钟内完成肾脏肿瘤的切除以及切除后肾脏创面的缝合工作。因此，实际手术过程中肾脏动脉主干的阻断时间是超过该时间限制的，术中肾脏热缺血时间也随之增加，术后肾功能也将受到影响。随着国内外众多手术者对于腹腔镜下肾部分切除术的不断探索，以及患者越来越重视术后肾功能的保护，也出现了如非阻断腹腔镜下肾部分切除术，但该项技术也带来了术中出血多以及手术时间延长等问题[23]。本单位在 2011 年提出的腹腔镜下分支肾动脉阻断下肾部分切除术，一定程度上改善了肾动脉主干阻断后肾脏热缺血严重这一问题[7-9]，将传统的肾脏主干阻断转为肾脏分支动脉阻断，使大部分供应肾脏的血流不受影响,肿瘤供应血管受阻断,最大限度地减少了未被肿瘤侵犯部分肾脏的热缺血损伤。手术过程中靶动脉被阻断后可专注细致地剜除肿瘤,精确缝合创面,无须争分夺秒仓促完成手术。已有多项研究显示,腹腔镜下分支肾动脉阻断肾部分切除术能减少术中热缺血损伤、减少术后肾功能损害,是一项安全可行的技术方案[7-11]。

然而实际临床操作中,腹腔镜下分支肾动脉阻断肾部分切除术仍是一项较难掌握的技术,对于术中腹腔镜技术熟练程度的要求十分严格,学习曲线长,尤其是术中肾门处血管的精细分离是手术能否成功的关键,这部分的精细解剖难度大,加上肾门处血管的分布变异很大,操作空间有限,限制了该项技术的推广应用[24]。近些年,随着科学技术的发展,手术操作器械也得到了很大的发展,特别是机器人手术平台的引进,为外科手术带来了很大的便利[25-26]。很多研究显示机器人辅助下肾部分切除术与腹腔镜下肾部分切除术相比,对于肾门部分离、肿瘤剜除及创面缝合等操作更为精准、稳定且灵活[25],基于这一点,我们探索性尝试了机器人辅助下分支肾动脉阻断肾部分切除术。

机器人手术操作系统与传统腹腔镜操作系统相比有一定的优势,首选机器人手术操作系统镜头更为清晰,放大倍数更高,且自带三维成像系统,层次感较强,可以相当直观的观察肾门处结构,有助于肾门处血管的精细游离与解剖。其次,机器人手术操作系统镜头是术者本人操控,由机械臂扶持,基本不存在关键手术步骤时镜头晃动以及镜头视角不满意等情况。再者,机器人手术操作系统其器械臂具有仿真手腕功能,可实现所需各种动作的准确定位;机械臂的这种高度灵活性,使其更加适合体腔内精细操作,可多角度多层面转动,在缝合时非常便利,而这一点是腹腔镜手术难以达到的。肾肿瘤剜除后,腹腔镜平台下的缝合较为困难,特别是需缝合部位较深或者角度不满意时。在该案例术中,对肾门处分支动脉的解剖,机器人手术操作系统发挥了极大优势,1号臂的电剪在分离时可以边电凝止血边锐性分离,因为消除了传统腹腔镜下操作角度对手术的影响,游离肾门处肾动脉分支时,没有遇到太大困难,分支动脉阻断较为成功,在后续肾脏肿瘤的切除过程中,出血量仅为20ml。肿瘤剜除后缝合耗时8分钟,与既往腹腔镜缝合时间相比,具有明显的优势,这也与国内外其他文献报道相一致[17,27-29]。

参 考 文 献

[1] Siegel RL, Miller KD, Jemal A. Cancer statistics, 2018. CA Cancer J Clin, 2018, 68(1): 7-30

[2] Campbell SC, Novick AC, Belldegrun A, et al. Guideline for management of the clinical T_1 renal mass. J Urol, 2009, 182(4): 1271-1279

[3] Thompson RH, Blute ML. At what point does warm ischemia cause permanent renal damage during partial nephrectomy? Eur Urol, 2007, 52(4): 961-963

[4] Funahashi Y, Hattori R, Yamamoto T, et al. Ischemic renal damage after nephron-sparing surgery in patients with normal contralateral kidney. Eur Urol, 2009, 55(1): 209-215

[5] Lane BR, Novick AC, Babineau D, et al. Comparison of laparoscopic and open partial nephrectomy for

tumor in a solitary kidney. J Urol, 2008, 179(3): 847 – 851, 852

［6］Becker F, Van Poppel H, Hakenberg OW, et al. Assessing the impact of ischaemia time during partial nephrectomy. Eur Urol, 2009, 56(4): 625 – 634

［7］Gill IS, Patil MB, Abreu AL, et al. Zero ischemia anatomical partial nephrectomy: a novel approach. J Urol, 2012, 187(3): 807 – 814

［8］Ng CK, Gill IS, Patil MB, et al. Anatomic renal artery branch microdissection to facilitate zero – ischemia partial nephrectomy. Eur Urol, 2012, 61(1): 67 – 74

［9］Shao P, Qin C, Yin C, et al. Laparoscopic partial nephrectomy with segmental renal artery clamping: technique and clinical outcomes. Eur Urol, 2011, 59(5): 849 – 855

［10］Shao P, Tang L, Li P, et al. Precise segmental renal artery clamping under the guidance of dual – source computed tomography angiography during laparoscopic partial nephrectomy. Eur Urol, 2012, 62(6): 1001 – 1008

［11］Shao P, Tang L, Li P, et al. Application of a vasculature model and standardization of the renal hilar approach in laparoscopic partial nephrectomy for precise segmental artery clamping. Eur Urol, 2013, 63(6): 1072 – 1081

［12］Qian J, Li P, Qin C, et al. Laparoscopic Partial Nephrectomy with Precise Segmental Renal Artery Clamping for Clinical T_{1b} Tumors. J Endourol, 2015, 29(12): 1386 – 1391

［13］Xu Y, Shao P, Zhu X, et al. Three – dimensional renal CT angiography for guiding segmental renal artery clamping during laparoscopic partial nephrectomy. Clin Radiol, 2013, 68(11): e609 – e616

［14］Wang Y, Chen C, Qin C, et al. The C. L. A. M. P. Nephrometry score: A system for preoperative assessment of laparoscopic partial nephrectomy with Segmental Renal Artery Clamping. Sci Rep, 2018, 8(1): 9717

［15］徐阿祥, 周秀彬, 高江平, 等. 机器人辅助腹腔镜保留肾单位肾部分切除术(附6例报告)[J]. 临床泌尿外科杂志, 2009, (07): 504 – 507

［16］许晖阳, 莫承强, 王宗任, 等. 机器人辅助腹腔镜下肾部分切除术的短期疗效分析(附22例报告). 临床泌尿外科杂志[J], 2017, (05): 335 – 338

［17］王林辉, 叶华茂, 吴震杰, 等. 机器人辅助腹腔镜肾部分切除术与传统腹腔镜肾部分切除术适应证选择及临床疗效对比研究[J]. 第二军医大学学报, 2013, (07): 719 – 726

［18］Tan HJ, Norton EC, Ye Z, et al. Long – term survival following partial vs radical nephrectomy among older patients with early – stage kidney cancer. JAMA, 2012, 307(15): 1629 – 1635

［19］Lane BR, Gill IS. 7 – year oncological outcomes after laparoscopic and open partial nephrectomy. J Urol, 2010, 183(2): 473 – 479

［20］Van Poppel H, Becker F, Cadeddu JA, et al. Treatment of localised renal cell carcinoma. Eur Urol, 2011, 60(4): 662 – 672

［21］Gill IS, Desai MM, Kaouk JH, et al. Laparoscopic partial nephrectomy for renal tumor: duplicating open surgical techniques. J Urol, 2002, 167(2 Pt 1): 467 – 469, 475 – 476

［22］Heuer R, Gill IS, Guazzoni G, et al. A critical analysis of the actual role of minimally invasive surgery and active surveillance for kidney cancer. Eur Urol, 2010, 57(2): 223 – 232

［23］Smith GL, Kenney PA, Lee Y, et al. Non – clamped partial nephrectomy: techniques and surgical outcomes. Bju Int, 2011, 107(7): 1054 – 1058

［24］李智斌, 张更, 阮东丽, 等. 单中心机器人辅助腹腔镜与腹腔镜肾部分切除术的比较. 中华腔镜泌尿外科杂志[J](电子版), 2017, (02): 81 – 85

［25］Benway BM，Bhayani SB，Rogers CG，et al. Robot assisted partial nephrectomy versus laparoscopic par-tial nephrectomy for renal tumors：a multi – institutional analysis of perioperative outcomes. J Urol，2009，182（3）：866 – 872

［26］袁建林,孟平.机器人辅助腹腔镜手术在泌尿外科的应用.临床泌尿外科杂志［J］,2015,（02）:95 – 98

［27］汪洋，吕晨，吴震杰，等．机器人辅助腹腔镜下肾部分切除术（附 230 例报告）［J］.第二军医大学学报，2016,（09）：1159 – 1164

［28］许晖阳，莫承强，王宗任，等．机器人辅助腹腔镜下肾部分切除术的短期疗效分析（附 22 例报告）［J］.临床泌尿外科杂志，2017,（05）：335 – 338

［29］李智斌，张更，阮东丽，等．单中心机器人辅助腹腔镜与腹腔镜肾部分切除术的比较．中华腔镜泌尿外科杂志［J］（电子版），2017,（02）：81 – 85

（王仪春　夏佳东　杨　杰　沈源基　王增军　宋宁宏）

经典案例四

肾多发错构瘤 I 期剜除术

导读： 肾错构瘤（renal angiomyolipoma，RAML），又称肾血管平滑肌脂肪瘤，是由血管、平滑肌、脂肪组织构成的肾脏良性肿瘤，多发病于成人，发病率为 0.3% ~ 3.0%，大约占外科切除肾肿瘤的 1%[1]，女性发病率明显高于男性。过去一直认为肾错构瘤是多种组织来源的肿瘤，故谓之错构瘤。近来认识到它实际上是一种纯系肿瘤，可能是起源于血管周围的上皮样细胞[2-3]，其病因尚不清楚，可能与 X 染色体的失活[4]、突变或基因的杂合性丢失有关。国外多有肾错构瘤并发结节性硬化症的报道，但国内似不多见。散发的肾错构瘤通常属于单个肿瘤，体积一般较小，如果肾错构瘤属于多发、双侧的，则一般肿瘤体积较大，并且往往同时伴有结节性硬化[5]。肾错构瘤一般认为呈良性生长，生长缓慢，不具破坏性，其临床表现与肿瘤的大小、部位，以及有无破裂出血等相关。患者多以腰腹胀痛不适、血尿等症状就诊，肿瘤越小，出血风险往往越小，生长速度也越慢，尤其单发的肾错构瘤，年增长率约为 5%[6]。当肿瘤体积较大压迫胃、十二指肠等时，还可出现恶心、呕吐等症状[7]。典型的肾错构瘤病理表现是由平滑肌、脂肪组织、血管三种基本成分组成，镜下 3 种成分的分布及比例变化较大，由于肿瘤内异常血管往往管壁脆弱，易出血，故瘤内或肾周出血常见。一些脂肪成分相对缺乏的错构瘤，容易被误诊为肾癌。

虽然 RAML 绝大多数生物学行为为良性发展，但是国内外一直有肾错构瘤恶变的报道[8,9]，上皮样肾错构瘤是一种罕见的具有恶性潜能的错构瘤[10]。肾错构瘤中一般均含有脂肪成分，所以绝大多数肾错构瘤可通过影像学检查诊断，如 B 超、CT、MRI 等。其中较常用的是 B 超和 CT，肾错构瘤在 B 超上一般表现为高回声团，CT 上一般表现为脂肪性低密度灶中夹杂着不同数量的软组织成分，呈网状或蜂窝状分隔[11]。MRI 检查敏感性也很高，且可摄取矢状、冠状及横断面图像，立体定位精确，患者亦不受任何放射性损害，但是费用相对较贵。以平滑肌组织和血管为主的少脂肪肾错构瘤与早期肾细胞癌具有较为相似的 CT 影像改变，尤其是肾透明细胞癌，从而导致鉴别困难[12]，往往需术后病理明确诊断。此外，肾错构瘤内还可出现钙化灶，一定要注意与肾细胞癌进行鉴别[13]。

多年来，对于肾错构瘤的治疗存在一定的争议，一般都遵循以下几项原则：①对直径 <4cm 的无症状肿瘤患者可进行观察而不一定要进行治疗，每年进行一次 CT 或 B 超检查即可；②肿瘤直径 >4cm 而没有症状或症状轻微者，可以每半年检查一次，如发现肿瘤逐渐增大或出现明显症状，可考虑做栓塞术或保留肾脏的手术治疗；③对肾错构瘤较大且症状较明显者，应行肿瘤剜除术或肾切除术，也可行选择性肾动脉栓塞术，如果栓塞无效，再行手术治疗；④对肾错构瘤并发破裂出血者，需急诊行手术治疗，可根据病史、肿瘤部位和大小、患者状况施行肿瘤剜除术、肾部分切除术或肾切除术。有研究表明，肾脏一般可耐受 30 分钟内的热缺血，更长时间的热缺血可能会导致肾功能的不可逆损伤[14-15]。近年来，随着"达·芬奇"机器人手术平台的出现，肾部分切除术中肾蒂阻断时间、手术时间、出血量及术后肾功能恢复时间进一步被缩短，"达·芬奇"机器人系统所具备的高清放大、稳定操作、高度灵活等优点，使其在肾脏肿瘤剜除的操作中较单纯腹腔镜具有明显优势。首先，其 1 号臂的电剪可以依照肿瘤基底的弧度进行剜除，在肿瘤包膜外分离并同时电凝止血，达到在无瘤原则下最大限度保留肾单位的要求。其次，由于机械臂可 360°全角度转动，在机器人平台上的缝合操作不受进针、出针角度限制，使得其对肿瘤剜除后的缝合更加迅速、缝合质量也更高[16,17]。因此，在同侧多发肾肿瘤的保肾手术中，"达·芬奇"机器人手术系统无疑比传统腹腔镜具有无可比拟的巨大优势。

【关键词】肾多发错构瘤；保留肾单位；机器人手术；肾部分切除术

1 病案资料

患者李××，女，44 岁，浙江台州人，在职教师。患者 1 个月前无明显诱因出现右侧腰部胀痛不适至当地医院就诊，查 B 超及 CT 均提示双肾多发性错构瘤，右侧尤为明显，最大者约 5.5cm×6.5cm（图 4-1）。考虑到右肾错构瘤较大，有破裂可能，并且散在多发，当地医院医生建议行右肾切除术。但李女士不满足于单纯肾切除的治疗方案，她希望能尽可能保留右肾，为寻求更好治疗，遂来我院就诊，门诊拟"双肾多发错构瘤"收住入院。病程中患者右侧腰部时有胀痛，无明显畏寒、发热，无恶心、呕吐，无胸闷、心悸，无腹泻、便秘，无尿频、尿急、尿痛，无肉眼血尿，近期体重未见明显改变。

患者平素体健，有高血压数年，药物控制良好。无"肝炎、结核"等传染病病史，无"糖尿病、心脏病"等慢性病史，无特殊药物服用及外伤史，无特殊职业毒物接触及放射线辐射史，无特殊家族遗传性疾病史。

专科查体：发育正常，营养良好，腹部未见明显膨隆，全腹软，未及明显包块，无压痛及反跳痛，双肾区无明显叩痛。

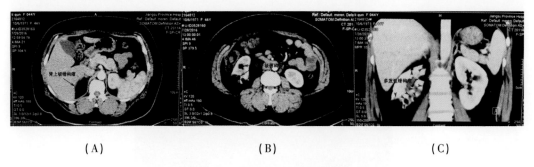

（A）　　　　　　　　（B）　　　　　　　　（C）

图 4 - 1　中下腹 CT 平扫及增强

注：右肾多发性错构瘤。（A）和（B）为 CT 增强，（C）为三维重建图

2　病情分析及治疗方案

患者 44 岁，女性，因右侧腰部胀痛不适就诊，CT 检查提示双肾多发性错构瘤，右侧为著，最大者达 6.5cm。王增军教授仔细研究患者的影像学资料后，认为：患者右肾错构瘤最大一枚已超过 4cm，有发生自发性破裂或外伤后破裂的风险，且已出现临床症状，故需手术干预；左肾错构瘤较小，可暂不处理。在手术方案方面，因为右肾错构瘤多发，位置不一，最大者位于肾下极，次大者位于肾上极（图 4 - 1），且患者及家属有强烈的保肾愿望，故普通腹腔镜操作难度极大：肾上极错构瘤"难切"，肾下极错构瘤切除后"难缝"，很难在 30 分钟的肾动脉阻断"安全时间"内完成手术。而机器人辅助腹腔镜的机械臂可全角度旋转、精确定位，快速而精准地切除肾脏肿瘤、缝合切口，在切除患肾多发错构瘤的同时最大限度地保留患肾功能，减少术中热缺血时间，减少肾单位的丢失。为手术医师的精细化操作提供最有力的保障，同时对于患者来说更安全、可靠。因此，建议该患者行机器人辅助下Ⅰ期多发肾错构瘤剜除术，手术计划采用经腹途径，术中先行游离整个右肾和肾动脉，在不阻断右肾动脉条件下，先行在错构瘤"包膜"内剜除较小瘤体同时尽量不损伤肾皮质，以减少创面渗血，如较小瘤体剜除后不出血则不予缝合创面。待较小瘤体处理结束后，阻断右肾动脉，再行处理右肾上极及下极两个主要瘤体，剜除后创面缝合，尽可能将热缺血时间控制在 20 分钟以内。

3　手术步骤及要点

（1）患者术中体位选择及 Trocar 分布：麻醉成功后，患者取左侧卧位，垫高腰部。建立气腹后，于脐上偏右在气腹针引导下置入 12mm 机器人观察 Trocar，自此孔进入镜头，并使其 30°向上。自镜头孔向右约 10cm 肋缘下腹直肌旁位置及向左侧 10cm 髂前上棘下腹直肌旁位置分别在直视下置入 8mm 机器人手术专用金属 Trocar。于镜头 Trocar 与肋缘下 Trocar 连线中点偏向右侧置入 12mm Trocar，同样，于镜头 Trocar 与髂峰下 Trocar 连线中点偏向左侧置入 12mm Trocar，该两个 Trocar 为辅助孔，其后置入各相应操作器械。应注意：使镜头孔、肾脏中点、"达·芬奇"机器人中心柱三点呈一直线。

（2）显露肾周筋膜：沿结肠旁沟切开右侧腹膜，并切断肝结肠韧带，将结肠翻向内下，显露出肾周筋膜。

（3）寻找肾门血管：切开肾周筋膜，向内侧推开结肠，暴露肾门区域，钝性及锐性分离，游离出肾动脉。应注意：充分游离肾动脉及其分支，充分暴露可能的副肾动脉。

（4）充分游离肾脏：在肾周筋膜内用钝性及锐性的方法充分游离肾脏，充分暴露出肾脏表面的多发错构瘤以及输尿管（图4-2）。

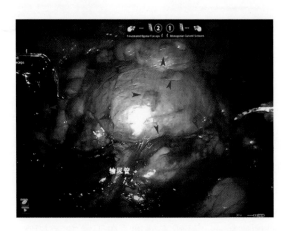

图4-2 术中充分暴露右侧肾脏后可见多发性错构瘤凸起在肾脏表面

（5）错构瘤的切除及创面缝合：对于较小或者与肾脏接触面积较小的错构瘤在肾动脉无阻断的情况下予以切除，可以尽可能减少肾脏热缺血时间；对于较大或者与肾脏接触面积较大的错构瘤应在肾动脉阻断情况下剜除（图4-3，图4-4）。对于渗血明显或者面积较大的创面予以2-0或3-0 Vloc 倒刺线连续缝合，松开血管阻断夹，彻底止血后，留置引流管一根。应注意：肾错构瘤为良性肿瘤，不应追求肿瘤瘤体完整切除而损伤过多肾皮质，或造成阻断肾动脉时间过长。当表面瘤体钝性分离移除后，基底部残留瘤体可以吸引器钝性吸刮去除。

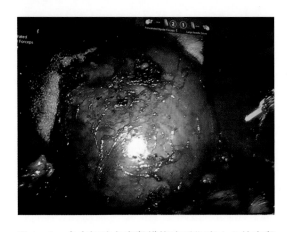

图4-3 术中切除多发肾错构瘤后彻底止血的右肾

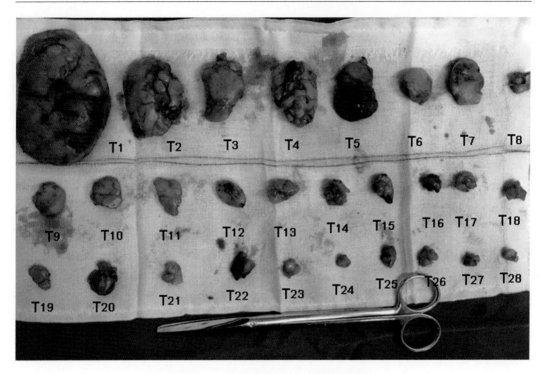

图4-4　术中切除的28枚肾错构瘤

4　手术结果及随访

手术全程时间约150分钟，依赖术者熟练精准的手术操作和机器人手术平台的优势，实际肾动脉阻断时间约28分钟，出血约250ml，切除右肾错构瘤28枚，最大者约6.0cm×4.0cm。术后患者恢复良好，术后第2天进食，卧床4天，引流管术后第3天拔除，平均日引流量约35ml，术后第2天发热，体温最高达38.3℃，给予冰袋物理降温后缓解，术后第5天出院。术后病理示：（右肾）血管、平滑肌、脂肪瘤。术后6个月门诊复诊，查增强CT示：双肾错构瘤，右侧为著，最大者约0.8cm×0.6cm。

5　讨论

肾错构瘤在临床上分两型，第一种类型伴结节硬化，常见于青少年，多为双侧、较小、多发，临床常无症状；另一种类型则不伴有结节硬化，多发生于中年女性，瘤体大，多为单侧，也可多发。在我国，第二种类型多见[18]。由于肾错构瘤血供丰富，构成肾错构瘤的血管是畸形血管，缺乏弹性，多呈动脉瘤样改变。在瘤体过大时如受轻微外力打击易发生破裂出血[19]。张勇等[20]对33例肾错构瘤破裂病例分析后认为：当瘤体>4cm时自发性破裂发生率明显增加。治疗肾错构瘤的措施包括手术切除肿瘤、射频消融术、冷冻消融术、微波消融术，以及经动脉栓塞术等，每种治疗方法都有其优缺点。Faddegon等学者将手术剜除肿瘤作为>4cm肾错构瘤的一线治疗措施[21]；如肿瘤已破裂出血，则采用超选择性肾动脉分支栓塞，以保护部分肾功能。

肾错构瘤剜除术是一种保留肾单位手术(nephronsparing surgery，NSS)，分为开放手术和腔镜手术两大类，随着腹腔镜技术的成熟，相比于前者，腹腔镜手术具有创伤小、解剖结构清晰、术后恢复快等优点，腹腔镜下肾错构瘤剜除术已成为首选治疗方案。本案例中患者属于Ⅱ型肾错构瘤，已有临床症状，最大瘤体直径达6.5cm，为保护肾脏功能，防止瘤体破裂出血，需要进行手术干预治疗。因为肾错构瘤是良性肿瘤，且该案例为同侧肾脏多发瘤体，本次手术的最主要目的是切除4cm以上瘤体预防今后可能发生的瘤体破裂和消除右侧腰部胀痛症状，尽可能保留肾功能，其瘤体基底部并不需要做到完全"无瘤原则"，故我们选择了"剜除"而不是"肾部分切"的手术方式。在处理肿瘤基底部时，尽可能不损伤正常肾皮质，当表面瘤体钝性分离移除后，基底部残留瘤体以吸引器钝性吸刮去除，这样就不会引起正常肾皮质破裂出血，避免了较小肿瘤剜除后的缝合止血，最大限度保留了正常肾单位。有学者研究发现[22]，在肾错构瘤患者行手术治疗时，机器人辅助腹腔镜手术组相较于普通腹腔镜组在缩短手术时间及减少肾脏热缺血损伤方面是有优势的。虽然普通腹腔镜也可完成巨大或多发肾错构瘤的保留肾单位手术，但此类患者多经过选择，即要求肿瘤位置较佳，这是因为传统腹腔镜二维平面成像缺乏立体视觉，腹腔镜器械自由度小，传统器械尖部为1.0~1.5cm，实施缝合重建等精细操作较为困难，"筷子效应"等。因此，对于肾错构瘤患者的微创手术指征，机器人辅助腹腔镜仍要宽于普通腹腔镜。

与单发肾错构瘤相比，肾多发错构瘤Ⅰ期剜除术的手术难度及风险明显增加，主要表现在以下方面：①多发肿瘤散在分布，位于肾上极的肿瘤位置较高较深，操作空间狭小，剜除难度大；位于肾门处的肿瘤则对操作的精细程度要求高，以免损伤肾动静脉及肾盂输尿管，造成副损伤；②手术时间明显延长，麻醉风险及高碳酸血症、皮下气肿等腹腔镜相关并发症发生的概率增加，故要求术者有丰富的手术经验，尽量缩短手术时间；③肾动脉缺血阻断时间会相应增加，肾功能损伤发生的概率增大，因此要求术者术前充分了解患者肿瘤的大致分布情况，掌握肾动脉阻断的时机，严格控制肾缺血时间[23-24]。该例患者，术前我们根据CT平扫+增强扫描发现最大者(6.5cm)位于肾下极，次大者(4.8cm)位于肾上极，为尽可能将热缺血时间控制在20分钟左右，我们术中在不阻断右肾动脉条件下，先行在错构瘤"包膜"内剜除较小瘤体，待较小瘤体处理结束后，阻断右肾动脉，再行处理右肾上极及下极两个主要瘤体，最终一次性切除瘤体28枚，实际肾动脉阻断时间仅28分钟。该案例手术难度较大，对精细操作要求严格，因此我们选择"达·芬奇"机器人辅助下腹腔镜手术，不仅具有传统腹腔镜微创手术的创口小、操作快的优势，同时还充分利用"达·芬奇"手术机器人机械臂可全角度旋转、精确定位、视野放大倍数高的优势，快速、精准地切除多发的瘤体[25-29]，同时降低腹腔镜相关并发症发生的概率，减少副损伤，提高手术的安全性和有效性[30-32]。

综上所述，机器人辅助下腹腔镜肾多发错构瘤Ⅰ期剜除术是可行且安全有效的手术方式，充分利用其"灵活，精准，创伤小"的独特优势，明显提高手术速度，减少肾动脉阻断时间，是"达·芬奇"机器人在泌尿外科手术领域优势的又一体现。

参 考 文 献

［1］Revathy B, Paul M, Ronelle A, et al. Imaging in the diagnosis, staging and follow up of colorectal cancer. AJR, 2012, 179(1)：3 – 13

［2］Eble JN. Angiomyolipoma of kidney. Semin Diagn Pathol, 1998, 15：21 – 40

［3］Stone CH, Lee MW, Amin MB, et al. Renal angiomyolipoma：further immunophenotypic characterization of an expanding morphologic spectrum. Arch Pathol Lab Med, 2001, 125：751 – 758

［4］Cheng L, Gu J, Eble JN, et al. Molecular genetic evidence for different clonal origin of components of human renal angiomyolipomas. Am J Surg Pathol, 2001, 25：1231 – 1236

［5］Yang L, Xu W, Melamed J, et al. Solid variant of papillary cystadenoma of the epididymis. Histopathology, 2015, 67(1)：138 – 141

［6］Liu J, Liang B, He Y, et al. Giant renal hamartoma spontaneous rupture hemorrhage 2 cases report and literature review. J Clin Urol, 2015, 1(30)：24 – 28

［7］Das S, Bala BL, Ray AN, et al. Tuberous sclerosis and polycystic kidney disease：A rare association. J Assoc Physicians India, 2015, 63(4)：64 – 66

［8］Huang BJ, Mao F, Yu Q, et al. Less fat ultrasonic imaging manifestation of renal hamartoma. Journal of Chinese Clinical Medicine, 2010, 17(1)：126 – 128

［9］Cibas ES, Goss GA. Malignant epithelioid angiomyolipoma of kidey：A case report and review of the literature. Am J Surg Pathol, 2001, 25：121 – 126

［10］Tsili AC, Ntorkou A, Argyropoulou MI, et al. Renal epithelioid an – giomyolipoma assoccciated with pulmonary lymphangioleiomyomatosis：Imaging fingdings. Journal of Clinical Imaging Science, 2017, 7：18

［11］Ji JS, Wei TM. CT diagnostic manual. 2th edition, Beijing People's Military Medical Publishing House, 2013, 206

［12］Cao JY, Lv Y, Wang QY, et al. Ultrasonographic characteristics comparison among renal lymphoma, cancer and hamartoma. Chinese Ultrasound Medical Mournal, 2015, 31(4)：344 – 346

［13］Clément C, David E, Daniel C, et al. Calcifiled renal angiomyolipoma：A case report. Images in Clinical Urology, 2016, 97：7 – 8

［14］Patrick C, Walsh MD. Campbell's urology. 8th edtion. Phila – delphia：Oversea Publishing House, 2003, 3570 – 3643

［15］Xu B, Zhang Q, Jin J. Laparoscopic aspiration for central renal an – giomyolipoma：A novel technique based on single center intial experience. Urology, 2013, 81(2)：313 – 318

［16］Zhang X. Laparoscopy and robot surgery of urology. 2th edition, Beijing：People's Medical Publishing House, 2015, 226 – 250

［17］Golan S, Johnson SC, Maurice MJ, et al. Safety and early effective – ness of robot – assisted partial nephrectomy for large angiomyolipomas. BJU International, 2017, 119(5)：755 – 760

［18］何志嵩，张晓春，周利群，等 . 肾血管平滑肌脂肪瘤的诊断与治疗(附 72 例报告)［J］. 中华泌尿外科杂志，2002, 23：135 – 137

［19］黄建新，王岩，刘爱琴，等 . 肾血管平滑肌脂肪瘤超声诊断与病理基础探讨［J］. 医学理论与实

践, 2013, 26(18): 2470 - 2471

[20] 张勇, 陈忠, 杜广辉, 等. 肾错构瘤破裂的诊断和治疗(附 33 例报告)[J]. 临床泌尿外科杂志, 2013, 28(6): 419 - 420

[21] Faddengon S, So A. Treatment of angiomyolipoma at a tertiary care centre: the decision between surgery and angioembolization. Can Urol Assoc J, 2011, 5(6): E138 - E141

[22] 刘海浪, 王少刚, 胡志全, 等. 机器人辅助与普通腹腔镜治疗肾错构瘤的疗效比较[J]. 临床外科杂志, 2018, 5(26): 382 - 384

[23] 侯娟茹, 周珊, 张红梅, 等. 达·芬奇手术机器人的应用进展与前景展望[J]. 现代医学与健康研究, 2017, 1(4): 161

[24] Peters BS, Armijo PR, Krause C, et al. Review of emerging surgical robotic technology. Surg Endosc, 2018, 32(4): 1636 - 1655

[25] Levey AS, Coresh J, Greene T, et al. Using standardized serum creatinine values in the modification of diet in renal disease study equation for estimating glomerular filtration rate. Ann Intern Med, 2006, 145 (4): 247 - 54

[26] Dindo D, Demartines N and Clavien PA. Classification of surgical complications: a new proposal with e-valuation in a cohort of 6336 patients and results of a survey. Ann Surg, 2004, 240: 205

[27] Kutikov A, Uzzo RG. The R. E. N. A. L. nephrometry score: a comprehensive standardized system for quantitating renal tumor size, location and depth. J Urol, 2009, 182(3): 844 - 853

[28] Oesterling JE, Fishman EK, Goldman SM, et al. The management of renal angiomyolipoma. J Urol, 1986, 135: 1121 - 1124

[29] Ouzaid I, Autorino R, Fatica R, et al. Active surveillance for renal angiomyolipoma: outcomes and factors predictive of delayed intervention. BJU Int, 2014, 114: 412 - 417

[30] Fazeli - Matin S, Novick AC. Nephron - sparing surgery for renal angiomyolipoma. Urology, 1998, 52: 577 - 583

[31] Patel TH, Sirintrapun SJ, Hemal AK. Surgeon - controlled robotic partial nephrectomy for a rare renal epithelioid angiomyolipoma using near - infrared fluorescence imaging using indocyanine green dye: A case report and literature review. Can Urol Assoc J, 2012, 6(2): E91 - 94

[32] Bolufer E, López - Fontana G, Castillo OA. Robot assisted partial nephrectomy(Da Vinci)in an angiomyolipoma associated to Wünderlich Syndrome. Arch Esp Urol, 2012, 65(9): 831 - 834

（张其杰　夏佳东　杨　杰　徐　兵　宋宁宏　王增军）

经典案例五

幼儿 I 期左肾盏憩室切除 + 右肾囊肿去顶减压术

导读： 肾盏憩室又被称为肾盂源性囊肿，是位于肾皮质或肾髓质内的囊腔，囊腔经一细管与肾集合系统相通，囊腔内被覆移形上皮。在成人和儿童中发病率相似，为 0.21% ~ 0.6%，其中女性更常见。憩室的大小从 0.5cm 到 7.5cm 不等，平均约 1.72cm[1]。合并结石的发生率为 9.5% ~50%[2]。有关肾盏憩室的病因目前尚未达成共识，不过多数学者认为先天性因素在其中起到重要作用[3-6]。可能和胚胎发育过程中第 3、第 4 输尿管芽退化吸收不全有关。除此之外，后天因素如结石梗阻、肾盏部位感染、肾损伤，以及肾小盏周围括约肌失迟缓症、痉挛或功能失调可能也参与其形成过程[7]。根据其部位不同，分为两种类型：① I 型：囊肿体积较小，位于肾脏两极，与肾小盏相通；② II 型：囊肿体积较大，位于肾脏中极，直接与肾盂或肾大盏相通，常合并结石、感染等。多数患者无症状，常因体检等其他原因行 B 超或 CT 检查时发现，由于其发病率低，在临床上较为少见，加上其影像学特点与肾囊肿相似，容易误诊为肾囊肿[8]。故怀疑肾盏憩室时，应行静脉尿路造影（IVU）或尿路逆行造影进一步明确诊断。随着医疗技术的进步，肾盏憩室及其并发症的治疗方式也发生改变，原先的开放手术已被创伤更小的体外冲击波碎石（ESWL），经输尿管镜碎石取石术，经皮肾镜及腹腔镜技术所取代。选择何种治疗方式，与肾盏憩室的部位，结石的大小、成分等密切相关。

　　单纯性肾囊肿是在肾脏内形成的一个或数个大小不等的类圆形的与外界不相通的囊腔，单侧多见[9]。任何年龄均可发病，成年人的发病率随着年龄增长而上升，40 岁左右患病率超过 20%，60 岁以上患病率达 33%[10]；与成人相比，婴幼儿患病率极低，仅为 0.22% ~0.55%[11]。关于肾囊肿的起源问题，目前尚无定论，一般认为是起源于肾小管[12]。其病因和发病机制尚未完全阐明，目前认为它是后天获得的。有关其发生机制的观点较多，如肾小管和周围血管闭塞，肾盂憩室与集合系统失去联系，肾实质缺血和局部炎症引起肾小管阻塞，由已存在的肾小管和集合管憩室转变而来等[13]。大多数肾囊肿是无症状的，2% ~4% 的单纯性肾囊肿有临床症状，例如腹痛、血尿，而少数患者表现为感染、出血等并发症[14-15]。由于缺乏典型的临床症状，诊断主要依靠影像学手段，其中 B 超可以作为首选检查方法，除此以外还包括 CT、MRI 等。对于直径不超过 4cm 的囊肿，可以先不予处理，定期 B 超随访；当直径大于 4cm 时，则需要手术干预治疗[16]。多种治疗方式可供选择，比如开放手术、肾囊肿穿刺硬化治疗、腹腔镜下肾囊肿去顶减压术等，各有利弊，不过随着腹腔镜技术的成熟，腹腔镜下肾囊肿去顶减压术已成为治疗肾囊肿的主流手段。

本案例中患儿同时患有左侧肾盏憩室和右侧单纯性肾囊肿，其中右侧肾囊肿长径达6.2cm，已有手术指征，鉴于治疗成本，拟Ⅰ期行左肾盏憩室切除＋右肾囊肿去顶减压术。考虑到患儿月龄较小，腹腔手术空间狭小，对手术的精确性要求高，而"达·芬奇"机器人恰恰以其"灵活、精准、创伤小"等优势著称。故我们在国内尝试进行机器人辅助腹腔镜下幼儿Ⅰ期肾囊肿去顶减压术＋肾盏憩室切除术，以期降低患儿术中、术后并发症，达到了常规手术无法实现的高效率低创伤的目标。

【关键词】肾盏憩室；肾囊肿；机器人手术；幼龄儿童

1 病案资料

患儿邱××，男，20个月，江苏溧阳人。患儿4个月前无明显诱因出现右侧腰部"发胀不适"，因哭闹被父母带至当地医院查B超示：双肾积水可能。开始未予重视，后哭闹频繁，其父母为求进一步治疗，遂来我院就诊，门诊拟"双肾积水？"收住入院。病程中患儿无明显恶心、呕吐，无畏寒、发热，无腹痛、腹泻、便秘，无尿频、尿急、尿痛，无肉眼血尿及排尿困难，每日尿量正常。

患儿为第二胎第一产，足月顺产，娩出体重3.6kg。其母妊娠期体健，无感染发热史，无特殊药物服用及外伤史，无特殊职业毒物接触及放射线辐射史。母乳喂养，按月添加辅食，智力发育正常。无特殊家族遗传性疾病史。

专科查体：外观发育正常，外生殖器未见畸形，腹部未见明显膨隆，全腹软，未及明显包块，无压痛及反跳痛，双肾区无明显叩痛。

入院后完善术前常规检查，为进一步明确诊断，于2016年8月29日行磁共振尿路水成像（MRU）检查示：左肾下极多房水样信号影，3.5cm×2.8cm，局部肾盏扩张积水？肾盂旁囊肿不除外。右肾上极水样信号影，囊肿可能大，6.2cm×4.8cm（图5－1）。根据MRU结果，经科室大查房讨论，进一步行双侧逆行肾盂造影示：右肾上极囊肿，左肾下极肾盏憩室（图5－2）。

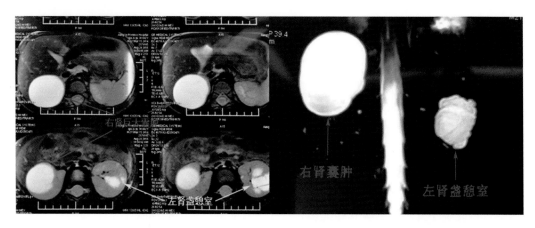

图5－1　MRU示：左肾局部肾盏扩张积水，肾盂旁囊肿不除外；右肾上极囊肿可能大

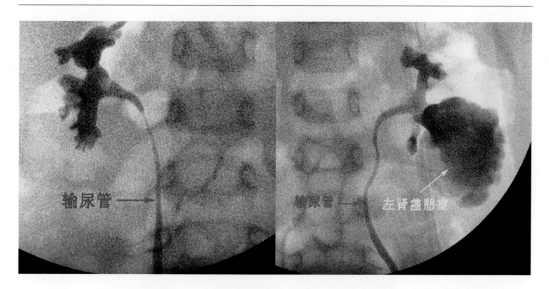

图5-2　逆行肾盂造影示：右侧肾盏显影良好，与肾上极囊肿不相通；左肾下盏憩室明显

2　病情分析及治疗方案

患儿年幼，仅20个月龄，右肾囊肿已引起腰胀不适主诉，且囊肿最大径6.2cm，已达到肾囊肿手术指征。左侧肾下盏憩室虽目前无症状，未合并感染、结石病变，但其最大径亦达到3.5cm，考虑到肾盏憩室今后合并感染、结石的高发生率，应予Ⅰ期处理最符合患儿利益。但考虑到患儿年龄小，经腹手术空间狭小，普通腹腔镜操作难度较大，且不够精确，而机器人辅助腹腔镜的机械臂可全角度旋转、精确定位，且视野放大倍数远优于普通腹腔镜，为手术医师的精细化操作提供了最有力保障，对于该幼儿来说更安全、可靠且可明显缩短手术、麻醉时间。为减轻患儿家庭经济压力，建议行机器人辅助下Ⅰ期右肾囊肿去顶减压＋左肾盏憩室切除术，手术经腹入路，先处理引起患儿症状且较易处理的右肾上极囊肿，如过程顺利，再处理目前无症状且处理难度较大的左肾下盏憩室。鉴于患儿年幼，腹部面积小，且为尽可能减小创伤，本次手术尽量不使用助手孔。

3　手术步骤及要点

（1）右肾囊肿去顶减压体位选择及Trocar分布：麻醉成功后，患儿先取左侧卧位，垫高腰部。建立气腹后，于脐上在气腹针引导下置入12mm机器人观察Trocar，在观察镜监视下于腹部呈扇形放置2个8mm机器人金属Trocar。应注意：由于右肾囊肿位于上极，故使1号臂Trocar略低于2号臂Trocar（图5-3），置入各相应操作器械。

（2）打开右结肠旁沟，适当分离腹膜外脂肪，依次打开Gerota's筋膜、肾周脂肪囊，在肾脏背侧向上游离肾脏，于右肾上极寻及一囊肿，直径约6.0cm（图5-4）。应注意：首先打开结肠旁沟，将升结肠推向内侧暴露肾脏及囊肿，切不可在结肠内侧分离暴露，易损伤肠系膜血管。

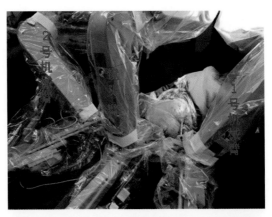

图5-3 术中机器人观察孔及操作孔Trocar分布

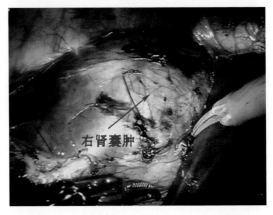

图5-4 右侧肾脏上极见一6cm大小囊肿

（3）由于本次手术为最大限度减少创伤，我们未建立助手孔。在打开囊肿前，我们先撤去2号臂器械，由助手置入吸引器，1号臂电剪将囊壁打开后，由助手吸尽囊液，再重新置入2号臂器械，切除多余囊壁组织送病理，观察囊肿底部与肾脏结合系统不相通后，彻底止血，放置引流管（图5-5）。

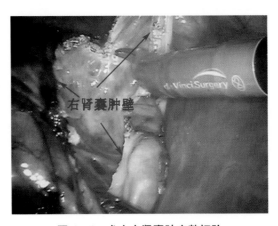

图5-5 术中右肾囊肿完整切除

（4）左肾盏憩室切除体位选择及 Trocar 分布：更换体位至右侧卧位，脐部观察孔 Trocar 位置不变，在观察镜监视下于腹部呈扇形放置 2 个 8mm 机器人金属 Trocar。应注意：由于左肾憩室位于下极，故使 1 号臂 Trocar 略高于 2 号臂 Trocar（图 5-8），置入各相应操作器械。

（5）打开左结肠旁沟，适当分离腹膜外脂肪，依次打开 Gerota's 筋膜、肾周脂肪囊，在肾脏背侧向下游离肾脏，于左肾下极寻及一囊状扩张肾盏，直径约 4.0cm（图 5-6）。

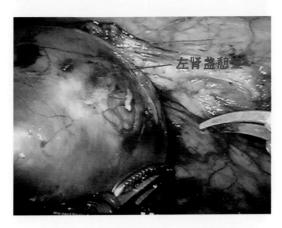

图 5-6 左侧肾脏下极见一肾盏憩室

（6）于肾门处游离，分离肾动脉主干，血管阻断夹阻断肾动脉后，沿肾盏憩室壁薄弱处去顶（图 5-7），见憩室底部与肾脏集合系统相通，以 3-0 Vloc 倒刺线连续缝合封闭肾盏憩室底部和肾盂相通处，再以另一根 3-0 Vloc 倒刺线连续锁边缝合憩室开窗处四周肾皮质。松开血管阻断夹，彻底止血后，留置引流管一根（图 5-8）。

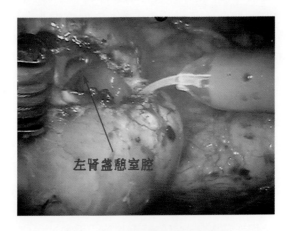

图 5-7 术中左肾下盏憩室去顶

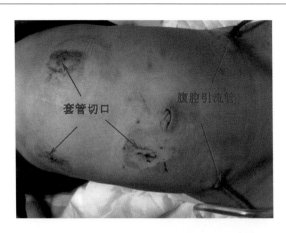

图 5 - 8　患儿术后切口及引流管留置示意图

4　手术结果及随访

　　手术总时长 1. 5 小时，出血约 50ml，左侧肾动脉阻断 12 分钟。术后病理示：右侧符合单纯性肾囊肿壁，左侧符合肾盏憩室壁。术后患儿恢复良好，无手术并发症出现，尿色清，术后 2 天双侧引流均小于 20ml，查血 Cr、BUN 均正常，于术后第 4 天顺利出院。术后 6 个月门诊复查 MRU 示：和前片相比右肾上极及左肾下极均未见明显水样信号影。

5　讨论

　　本案例中，患儿右侧肾囊肿已有手术指征，而左侧的肾盏憩室虽无明显症状，但考虑到其体积较大，直径约 3. 5cm，Ⅱ型可能性大，容易合并结石、感染。有报道称，肾盏憩室患者结石发生率高达 9. 5% ~ 39%，其中Ⅱ型结石发生率更高[17]。一旦发生结石，由于肾盏憩室独特的解剖结构，使用体外冲击波碎石（ESWL）清石成功率极低，常需采用经皮肾取石术（PCNL），腹腔镜甚至开放手术。为预防患儿今后因结石或严重感染等并发症，行有创性手术治疗，甚至影响肾功能，故Ⅰ期手术处理右侧肾脏囊肿和左侧肾盏憩室最符合患儿利益。

　　与分期手术相比，同期行左、右两侧肾脏手术的风险可能增加。卢国平等人曾对 34 例患者行后腹腔镜Ⅰ期双侧肾囊肿去顶减压术，过程均顺利[18]；类似地，孟凡敏等人对 57 例双侧肾、肾上腺病变患者，也采用了后腹腔镜同期手术，术中无大出血、休克、周围脏器损伤等意外发生，患者术后恢复顺利[19]。进一步表明同时行双侧肾脏手术是安全可行的，且优势明显，避免了患者再次手术痛苦，既缩短了住院时间，又节约了医疗费用。但是，并非所有患者均适合同期处理双侧病变，对术前检查结果提出了更加严格的要求：①术前行超声及 CT 检查明确囊肿的位置、大小、数量、周围比邻关系非常重要，避免无谓的过度分离及损伤；②对于双侧肾脏疾病，手术过程应优先处理易于操作的一侧，然后再做另一侧，这样至少可以保证一侧手术效果，另一侧手术即使有困难或意外可根据情况随时结束操作，或改为开放手术。本例患儿即是因为右肾囊肿较左肾憩室容易处理，而先进行了右侧手术；③因同时进行两侧手术，故在选择患者时，要注意排除一些容易忽略的手术禁忌证：腹部手术史、过度肥胖、难以纠正的高碳酸血症的慢阻肺患者，另外一些身体条件差(年老、肝肾功能差者)也不宜同时进行两侧手术；④同时行双侧手术，手术时间会较单侧明显延长，麻醉风险以及高碳酸血症，皮下气肿等腹腔镜相关并发症发生的概率增加，故对术者和麻醉师均提出了更高的要求。

与传统腹腔镜手术相比，"达·芬奇"机器人手术因其独特的优势而备受青睐。不仅具有传统腹腔镜微创手术的创口小、操作快的优势，同时还有效弥补了因机械自由度带来的操作不便的缺陷，有效降低医生操作中手部抖动带来的危险，减轻医生的手术疲劳度，提高手术的安全性和有效性，使腹腔镜微创手术的操作更为方便且效果更佳[20-21]。但由于其手术费用昂贵，大大限制了"达·芬奇"机器人手术的普及与推广。本案例考虑到患儿月龄较小(20个月)，手术空间相对狭小，手术操作的准确性要求极高，故采用"达·芬奇"机器人辅助腹腔镜技术，充分利用了其机械臂可全角度旋转、精确定位的优势最大限度缩短了手术时间、减少了手术创伤。尤其是在处理左肾下极憩室时，由于该患儿肾盏憩室去顶处肾皮质较厚，术中为减少出血、保证手术安全性，采用了肾部分切除的技术方案，即先行分离并阻断左肾动脉主干，待憩室壁切除，缝合止血完毕后再开放肾动脉[22-23]。此技术方案的关键是术中肾动脉的阻断时间应小于20分钟，因为既往大量临床数据及动物模型实验[24-29]显示：由于缺血-再灌注损伤机制的存在，术中常温下肾动脉阻断造成的温缺血时间应越短越好，一般认为超过20分钟即可能对肾功能造成损害。该患儿左肾盏憩室去顶后，憩室底部和肾脏集合系统相通处需要连续缝合关闭，憩室去顶后的开口本身较小且开口方向向上(图5-7)，均不利于普通腹腔镜器械的缝合操作，但由于机器人机械臂的缝合不受角度和进针方向的限制，术中我们很顺利地完成了此憩室底部的缝合，用时不到2分钟。此外，为尽可能不损伤患儿正常肾皮质且防止术后憩室壁开窗处继发性出血，我们没有采用肾部分切后上下或左右对缝的缝合方式，而是采用了连续锁边缝合的方式，因为这样可以最大限度减少缝合处肾皮质的缺血坏死。由于机器人手术平台的操作优势，该案例整个肾动脉阻断时间仅12分钟，最大限度保护了患儿的左肾功能。

综上所述，该幼儿机器人辅助下Ⅰ期肾囊肿去顶减压+肾盏憩室切除术是可行且安全有效的治疗方案，是"达·芬奇"机器人技术在小儿泌尿手术领域优势的又一体现，达到了常规腹腔镜或开放手术难以实现的高安全性、高可靠性、低创伤性的目标，同时又节约了患儿的手术治疗费用，最大限度地维护了患者的利益。

参 考 文 献

[1] Timmons JW Jr, Malek RS, Hattery RR, et al. Caliceal diverticulum. J Urol, 1975, 114(1): 6-9

[2] Middleton AW Jr, Pfister RC. Stone-containing pyelocaliceal diverticulum: embryogenic, anatomic, radiologic and clinical characteristics. J Urol, 1974, 111(1): 2-6

[3] Abeshouse Bs, Abeshouse Ga. Calyceal diverticulum: a report of sixteen cases and review of the litera-

ture. Urol Int, 1963, 15: 329 – 57

[4] Prather GC. Calyceal diverticulum. J Urol, 1941, 45: 55

[5] MATHIESON AJ. Calyceal diverticulum: a case with a discussion and review of the condition. Br J Urol, 1953, 25(2): 147 – 54

[6] YOW RM, BUNTS RC. Calyceal diverticulum. J Urol, 1955, 73(4): 663 – 670

[7] Waingankar N, Hayek S, Smith AD, et al. Calyceal diverticula: a comprehensive review. Rev Urol, 2014, 16(1): 29 – 43

[8] 张茂玉, 张建功, 武晨琳, 等. 肾盏憩室误诊为肾囊肿三例报告并文献复习[J]. 临床误诊误治, 2016, 29(4): 55 – 57

[9] Kissane JM, Smith MG. Pathology of infancy and childhood. 2nd ed. st. Louis: C V Mosby, 1975, 587 – 588

[10] 杨江根, 兰文纲, 叶其伟, 等. 腹腔镜手术治疗肾囊肿 23 例疗效观察[J]. 临床泌尿外科杂志, 2000, 15(6): 258 – 259

[11] McHugh K, Stringer DA, Hebert D, et al. Simple renal cysts in children: diagnosis and follow up with US. Radiology, 1991, 178(2): 383 – 385

[12] 吴阶平. 泌尿外科[MJ]. 济南: 山东科学技术出版社, 1993, 1715 – 1718

[13] 陈灏珠, 林果为, 王吉耀, 等. 实用内科学(下册)(第 14 版)[MJ]. 北京: 人民卫生出版社, 2013, 280 – 282

[14] Chang CC, Kuo JY, Chan WL, et al. Prevalence and clinical characteristics of simple renal cyst. J Chin Med Assoc, 2007, 70(11): 486 – 491

[15] Skolarikos A, Laguna MP, de la Rosette JJ. Conservative and radiological management of simple renal cysts: a comprehensive review. BJU Int, 2012, 110(2): 170 – 178

[16] Kellogg JP, Ioannis VA, Koon HR, et al. Complications of abdominal urologic laparoscopy: longitudinal five – year analysis. Urol, 2004, 63: 27 – 32

[17] Gross AJ, Herrmann TR. Management of stones in calyceal diverticulum. Curr Opin Urol, 2007, 17(2): 136 – 140

[18] 卢国平, 吴定涛, 闫克明, 等. 后腹腔镜一期手术治疗 34 例双侧肾囊肿的疗效观察[J]. 中华腔镜泌尿外科杂志(电子版), 2010, 4(5): 370 – 373

[19] 孟凡敏, 邢念增, 徐英民, 等. 后腹腔镜同期手术治疗双侧肾、肾上腺疾病的临床研究[J]. 临床泌尿外科杂志, 2014, 29(4): 330 – 333

[20] 侯娟茹, 周珊, 张红梅, 等. 达·芬奇手术机器人的应用进展与前景展望[J]. 现代医学与健康研究, 2017, 1(4): 161

[21] Peters BS, Armijo PR, Krause C, et al. Review of emerging surgical robotic technology. Surg Endosc, 2018, 32(4): 1636 – 1655

[22] Rizkala ER, Khalifeh A, Autorino R, et al. Zero ischemia robotic partial nephrectomy: sequential pre-placed suture renorrhaphy technique. Urology, 2013, 82(1): 100 – 104

[23] Guillonneau B, Bermudez H, Gholami S, et al. Laparoscopic partial nephrectomy for renal tumor: single center experience comparing clamping and no clamping techniques of the renal vasculature. J Urol, 2003, 169: 483 – 486

[24] Shao P, Qin C, Yin C, et al. Laparoscopic partial nephrectomy with segmental renal artery clamping: technique and clinical outcomes. Eur Urol, 2011, 59(5): 849 – 855

[25] Porpiglia F, Fiori C, Bertolo R, et al. Long – term functional evaluation of the treated kidney in a pro-spective series of patients who underwent laparoscopic partial nephrectomy for small renal tumors. Eur

Urol, 2012, 62: 130 – 135

［26］Li P, Qin C, Cao Q, et al. A retrospective analysis of laparoscopic partial nephrectomy with segmental renal artery clamping and factors that predict postoperative renal function. BJU Int, 2016, 118(4): 610 – 617

［27］Boris R, Proano M, Linehan WM, et al. Initial experience with robot assisted partial nephrectomy for multiple renal masses. J Urol, 2009, 182(4): 1280 – 1286

［28］Laydner H, Autorino R, Spana G, et al. Robot – assisted partial nephrectomy for sporadic ipsilateral multifocal renal tumours, 2012, 109(2): 274 – 280

［29］Qin ZQ, Li X, Yang J, et al. VEGF and Ang – 1 promotes endothelial progenitor cells homing in the rat model of renal ischemia and reperfusion injury. Int J Clin Exp Pathol, 2017, 10(12): 11896 – 11908

（夏佳东　张其杰　杨　杰　黄欣坤　奚　荻　王增军）

经典案例六

ADT 联合新辅助化疗后 mCSPC

患者前列腺癌根治术

导读：目前前列腺癌(prostate canser，PCa)为男性发病率第二位的恶性肿瘤，2012 年全世界估计有 110 万人被诊断为前列腺癌，占所有被诊断癌症中的 15% [1]。一项研究报告显示前列腺癌在小于 30 岁男性中的患病率为 5% (95% CI：3% ~8%)，并每 10 年增加1.7% (1.6% ~1.8%)，到大于 79 岁时患病率为 13.5% (11.5% ~16.5%) [2]。在不同地域之间前列腺癌的发生率差别很大，在澳大利亚/新西兰和美国北部最高(平均每 10 万人分别有 111.6 人和 97.2 人) [3]。在我国，前列腺癌的发病率较低，但发现时多属中晚期，且近年发病率有明显的上升趋势，2015 年我国前列腺癌病例有 60 300 例，死亡病例约 26 600 例[4]。

在前列腺癌中，转移性去势敏感性前列腺癌(metastatic castration – sensitive prostate cancer，mCSPC)是一种具有生物学侵袭性的疾病，预后不良，其 5 年总生存率约为35% [5,6]。鉴于前列腺癌细胞对雄激素的依赖性很强，自 20 世纪 40 年代以来，雄激素剥夺疗法(androgen – deprivation therapy，ADT)一直被认为是新诊断的 mCSPC 的标准治疗[7,8]。尽管 ADT 的应答率达到 90%，但大多数患者在不到 2 年的时间内进展为去势抵抗前列腺癌(castration – resistant prostate cancer，CRPC)，因此这一类型的前列腺癌患者在过去的治疗中，生存率没有明显的改善，这是一个临床亟待解决的难题[9]。

随着针对 mCSPC 患者的新型治疗策略的发展，有研究者通过实验重新定义了 mC-SPC 的一线治疗方法，通过在 ADT 中加入细胞毒性化疗药物(如多西他赛)或第二代内分泌抑制剂阿比特龙，明显延长了患者的总生存期时间[10,11]。有学者回顾性分析了 SE-ER 数据库和慕尼黑癌症登记处的数据发现，在新诊断的 M_1 期患者进行 ADT 联合前列腺癌根治术时，患者的 OS 有明显提高[12,13]。临床上随着机器人辅助腹腔镜下根治性前列腺切除术(robot – assisted laparoscopic radical prostatectomy，RALRP)经验的累积，这种术式所具备的高清放大、稳定操作、高度灵活等优点逐渐得到体现。鉴于此，对于局部骨转移的前列腺癌初诊患者，我们前期进行内分泌治疗联合新辅助化疗来降低肿瘤分期，然后通过 RALRP 来切除原发灶，以期提高患者手术率，降低患者术中、术后并发症，从而提高患者术后生活质量及远期预后。

【关键词】转移性；去势敏感性；前列腺癌；新辅助化疗；机器人手术

1　病案资料

　　患者张××，男，45 岁，公务员，已婚已育。因"左髋部疼痛 2 个月，伴血 PSA 升高 1 周"入院。患者于 2018 年 2 月开始出现左侧髋部疼痛不适，自服止痛药后症状缓解，后反复发作，当时未予重视。1 个月前开始出现尿频尿急，偶有排尿障碍，无明显尿痛，无肉眼血尿，无腹痛腹泻，无其他关节疼痛不适；于当地医院就诊，拟前列腺炎，给予口服"坦洛辛"治疗后症状稍缓解，但髋关节疼痛症状间隙性加重，后复诊查 tPSA 提示：427.5ng/ml；行盆腔 MRI 检查提示：前列腺癌可能，侵犯左侧精囊腺，伴左侧髋臼及耻骨转移（图 6 - 1A）。患者为求进一步诊治，于 2018 年 4 月 27 日至我院门诊就诊，拟"前列腺癌伴骨转移"收住入院。病程中，患者饮食可，睡眠欠佳，大便如常，体重减轻 2kg。

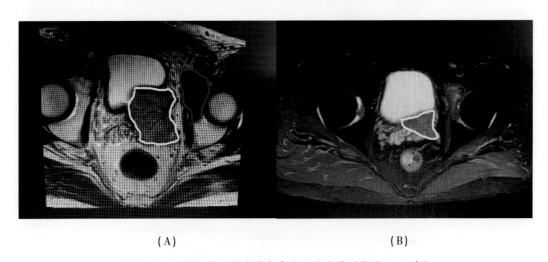

（A）　　　　　　　　　　　　　　（B）

图 6 - 1　患者新辅助化疗联合内分泌治疗前后盆腔 MRI 对比

注：A：治疗前；B：治疗 4 个月后。黄色标记为肿瘤原发灶；红色标记为骨转移灶

　　既往病史：患者既往体健，否认"高血压、糖尿病"等慢性病史；否认"肝炎、结核"等传染病史，否认手术、外伤、输血史。有吸烟史二十余年，1 包/天；有饮酒史十余年，2 ～ 4 两/天；否认长期接触工业化学用品及放射性物质；否认冶游史。既往家族中无类似病史。

　　专科查体：双肾区无明显叩击痛，输尿管径路无压痛，膀胱区无明显膨隆，无压痛，外生殖器未见明显异常。直肠指诊：前列腺Ⅲ°增大，质硬，形态不规则，中央沟消失，左侧叶触及明显结节，质硬、活动度差、无明显压痛，指套无染血。左侧髋关节压痛，叩击痛阳性。

2　病情分析及治疗方案

　　入院后患者行经直肠前列腺穿刺活检提示：前列腺癌，Gleason 评分（4 + 5）；行全身

ECT骨扫描提示：左侧耻骨及髋臼处异常放射性浓聚，考虑转移性病变(图6-2)。通过上述检查，该患者诊断明确：前列腺腺癌，临床分期 $T_{3b}N_xM_1$。王增军教授团队考虑到患者初诊即为转移性高危前列腺癌(血清PSA达427.5ng/ml，髋骨及耻骨转移，Gleason 4+5分)，且患者年轻，家庭责任重、生存欲望强烈、生活质量期许高。为达到精准治疗，确保良好远期肿瘤控制效果，避免盲目"试治"，遂在治疗前为其安排了基因检测，预测能否通过新辅助化疗和内分泌治疗，使该患者的临床分期降低，从而争取到手术切除原发灶的机会。基因检测结果显示：内分泌去势治疗及多西他赛+泼尼松化疗方案对患者效果较佳，且耐受性较好。因此，患者2018年5月7日接受诺雷德10.8mg为主的内分泌治疗，2018年5月12日接受以多西他赛为主的新辅助化疗6次(21天/次)。

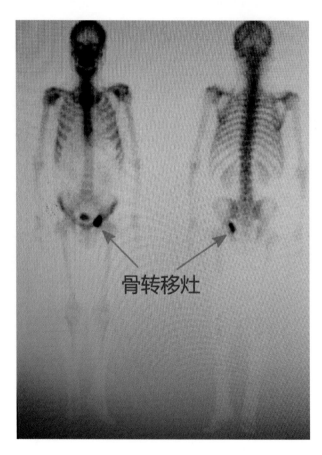

图6-2　ECT骨扫描示：左侧耻骨及髋臼处异常放射性浓聚，考虑转移性病变

经过4个多月的治疗，患者tPSA明显下降，且维持在较低水平(图6-3)，复查盆腔MRI示原发灶及骨转移灶均明显缩小(图6-1B)，患者左髋部疼痛症状消失。鉴于前期内分泌治疗及新辅助化疗的良好效果，2018年8月28日王增军教授团队为该患者施行了机器人辅助腹腔镜下前列腺癌根治性切除术。

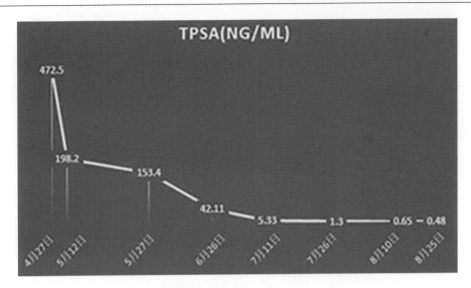

图 6 - 3　患者治疗过程中血清 tPSA 变化情况

3　手术步骤及要点

机器人辅助腹腔镜下根治性前列腺切除术。

(1)手术前准备：术前患者均行常规检查，有合并症的患者预先进行相应处理。术前 1 天开始进食半流饮食，术前晚禁食，同时静脉补充营养；术前晚、术晨清洁灌肠，行肠道准备。

(2)体位选择及 Trocar 分布：麻醉成功后，患者取平卧位，双下肢分开，台上留置导尿。于脐上 1cm 双巾钳提起皮肤及皮下组织，切开 1.5cm，置入气腹针，建立气腹，压力维持在 15mmHg 左右，置入 12mm 机器人观察 Trocar；再于脐下垂直 2～3cm、水平距离观察孔左、右侧至少各 8cm(约 4 横指，双侧腹直肌旁)处，切开皮肤 1.0cm，在观察镜引导下分别置入机器人专用 Trocar(1、2 号机械臂孔)；平观察孔左侧约 4cm 处切开，置入 12mm Trocar(第一辅助孔)，于脐下垂直约 5cm 与左腋前线交点处切开，置入 12mm Trocar(第二辅助孔)。患者取 40°头低脚高位，调整好机器人床旁机械臂系统，由患者两腿之间进入，保证镜头孔与操作区域的连线与中心柱处于同一直线，连接并固定好镜头及各机械臂 Trocar。1、2 号臂分别连接单极弯剪、双极钳等操作器械；通道完全建立后，取出镜头，更换镜位为向下 30°。笔者认为：3 号机械臂的使用可以根据手术需要决定，对于本术式，双机械臂 + 双辅助孔已经足够术中使用；如果使用 3 号机械臂，可将其置入 2 号辅助孔对侧位置。(具体 Trocar 分布及位置可参见本书"根治性全膀胱切除"部分)

(3)处理背深静脉复合体：我们采用了经腹腔途径，前入路。于腹腔内找到脐正中襞及两侧脐外侧襞，在脐外侧襞间切开膀胱腹膜返折，切断脐尿管，进入耻骨后 Retzius 间隙并充分游离，切断双侧耻骨前列腺韧带。将前列腺表面的脂肪组织清理干净，暴露前列腺和双侧盆底筋膜反折，切开双侧筋膜反折(图 6 - 4，图 6 - 5)。将盆底肌与筋膜充分分离直至前列腺尖部，暴露背深静脉复合体(dorsal vein complex，DVC)和双侧尿道、肛提肌和前列腺三者形成的凹陷，使用强生 1B400 倒刺线于水平处进针，从对侧相应部位出针后再次原位进出针,"8"字缝合DVC。注意:缝合完成后,助手可前后活动导尿管明确没有误缝到导尿管,将缝线悬吊于耻骨联合处备用(图6-6)。

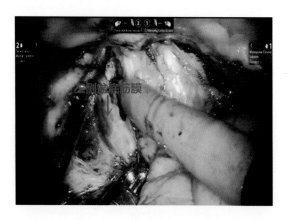

图6-4 分离左侧盆底筋膜

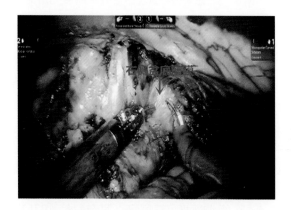

图6-5 分离右侧盆底筋膜

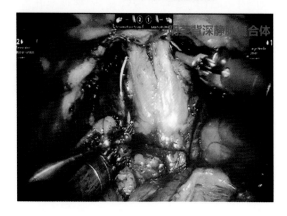

图6-6 缝合阴茎背深静脉复合体

(4)切除前列腺及精囊:活动尿管,准确寻找前列腺与膀胱颈交界处,切开膀胱颈前壁(图6-7);抽空导尿管水囊,助手或3臂向上牵拉导尿管。仔细辨认双侧输尿管膀胱开口(如输尿管口离膀胱颈较近,必要时可行输尿管插管进行标记),于输尿管开口远端离断膀胱颈后壁;向下牵拉膀胱颈后壁,向后上方分离,找寻双侧输精管及精囊(如前列腺较大并向膀胱内突入,也可从侧方找寻)。切断双侧输精管,助手或3臂上提输精管和精囊腺,顺精囊腺后方两侧交替逐步向前列腺后方钝性分离(图6-8),锐性切开狄氏筋膜(Denonvilliers),直至前列腺尖部。充分游离前列腺侧蒂组织内侧,随后使用剪刀逐层分离盆底筋膜和前列腺筋膜直至前列腺包膜表面,紧贴前列腺包膜表面向前列腺尖部游离,Hem-o-lok依次结扎前列腺侧蒂组织并切断(图6-9),此处注意避免带电操作误伤性神经。如能沿前列腺包膜和前列腺筋膜之间的潜在间隙完整分离,即可实现"筋膜内"切除。但笔者认为对于此例M_1高危前列腺癌患者不可过分追求筋膜内切除或保留性神经技术,而是以局部无瘤原则为主。切断DVC,分离前列腺尖部两侧,于尿道处汇合,翻转前列腺及尿道,将尿道后方游离(如尖部无明显侵犯,可适当多保留尿道)(图6-10),后撤导尿管、离断尿道、完整切除标本、装袋。此时助手可行直肠指诊以排除直肠损伤可能,创面确切止血。

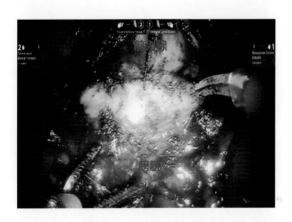

图6-7　分离膀胱颈口

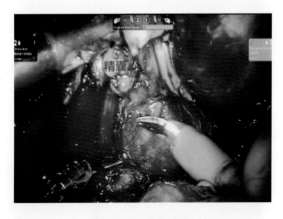

图6-8　游离精囊

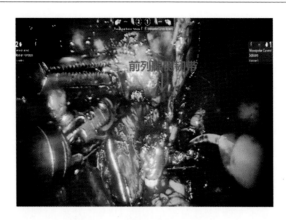

图6-9 离断前列腺侧韧带

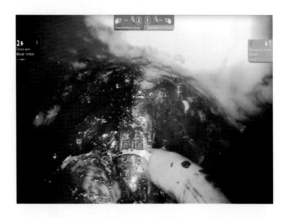

图6-10 离断尿道

（5）膀胱颈口及尿道重建：根据术中情况，若膀胱颈口过大，可先用3-0可吸收线于膀胱后壁或侧壁连续缝合缩窄颈口。在导尿管引导下，3-0 Vloc 0804倒刺线自膀胱颈口3点处开始由外向内-尿道处由内向外连续吻合膀胱颈口和尿道（图6-11）。更换F22三腔导尿管，注入水囊40ml，牵拉固定，经尿管注入150ml生理盐水，判断吻合口瘘情况。

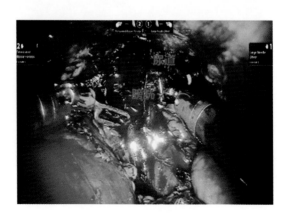

图6-11 吻合尿道和膀胱

（6）盆腔淋巴结清扫：中、高危前列腺癌患者还需行盆腔淋巴结清扫，沿髂血管分叉处开始向远端行盆腔淋巴结清扫，常规标准盆腔淋巴结清扫范围包括：髂血管内、外组淋巴结及闭孔组淋巴结。在靠近神经、血管处宜尽量钝性剥离或应用冷剪刀锐性分离、双极电凝止血，避免造成生殖股神经和闭孔神经的热损伤。确切创面止血后，盆腔放置引流管一根，延长观察孔 Trocar 切口取出标本，关闭切口。

4　手术结果及随访

全程手术在 90 分钟内完成，术中发现前列腺左侧精囊受肿瘤浸润，直肠无肿瘤浸润，术中出血约 250ml。术后病理结果示：前列腺实质内见多灶退变坏死的肿瘤组织伴多量泡沫细胞反应，结合病史符合肿瘤治疗后改变，仅见少许存活的肿瘤组织示前列腺癌，Gleason 4＋5 分；肿瘤组织侵犯神经组织及前列腺被膜，局灶邻近环周切缘。双侧精囊腺、输精管、尖端切缘及膀胱颈切缘均未见肿瘤组织残留。术后患者恢复良好，术后 4 天平均日引流量均小于 50ml，术后第 5 天患者顺利拔除导尿管，排尿通畅，无尿漏，尿控良好。术后第 6 天患者出院。

5　讨论

前列腺癌细胞的雄激素受体（androgen receptor，AR）通过驱动与前列腺癌细胞生长、分化和生存有关的基因表达来促进前列腺癌细胞的生长[14, 15]。因此临床上可通过 ADT 降低血清睾酮水平剥夺前列腺癌细胞生长和生存所需的信号[16]。但是在前列腺癌的进展过程中可能出现 CRPC，其特征是在 ADT、疾病进展或新转移的情况下出现 PSA 的增加或影像学的进展，可能是由于 AR 信号通路的畸变造成的[17]。在传统 AR 信号通路被抑制的情况下，前列腺癌细胞可能通过代偿形成几种可能维持或重新激活 AR 信号的机制，包括 AR 基因扩增和 AR 过表达、AR 功能获得突变、肾上腺和瘤内雄激素生物合成、非配体依赖的 AR 反式激活和辅激活因子的过表达等，从而导致了 CRPC 进展。

目前对于前列腺癌所采用的治疗方案取决于疾病的临床阶段[18]。但 ADT 广泛应用于局部疾病的治疗，作为根治性切除或 PSA 复发治疗的佐剂[17]。在局限性疾病患者接受 ADT 治疗的过程中，约有三分之一的患者会出现疾病进展，从而发展为 CRPC。由于这些患者在影像学上没有可检测到的转移灶，他们的疾病分期被称为非转移性去势抵抗性前列腺癌（non－metastatic castration resistant prostate cancer，CRPC）。

mCSPC 是前列腺癌的一个小的但特别有趣的子集。与原发性进展性转移性 PC 患者相比，诊断出 mCSPC 的患者预后较差，反映了 mCSPC 特有的侵袭性[19,20]。然而，mCSPC 是一种高度异质性的疾病，在临床表现、肿瘤生物学和预后方面与原发性进展性转移性前列腺癌存在差异，除了广泛的骨、内脏转移等极具侵袭性的表现，还有更多的无痛形式的存在，如表现为无症状、寡转移的患者[21,22]。

控制肿瘤是前列腺癌外科治疗的根本目标之一，获得更大的生存收益是根治性手术受到医生与患者青睐的重要原因[23,24]。针对肿瘤负荷较大的 mCSPC 患者，可于术前行内分泌治疗联合新辅助化疗。新辅助化疗是指主要针对于宫颈癌、骨肿瘤、乳腺癌等实体肿瘤在手术或放疗前应用的全身化疗方法，最早由美国的 Frei 提出。它通过减轻肿瘤负荷、缩小肿瘤体积、降低临床分期来提高手术切除率，控制微小癌及亚临床癌及医源性转移，还可以帮助选择术后化疗方案等。在前列腺癌根治术后，中危和高危的局限性肿瘤的复发率分别为 >30% 和 >50%，因此如何提高患者的预后是前列腺癌研究的重要课题。微转移灶一直被认为是手术后复发的重要原因之一，而通过前列腺癌新辅助化疗可破坏微转移灶的沉积和提高手术的切除率。Clark[25] 等研究发现，他们对 18 例局部进展期前列腺癌患者在行根治性前列腺切除术前进行了 3 个疗程的 VP - 16 和雌二醇氮芥治疗，每个疗程 28 天，术后结果显示：31% 为器官局限癌，56% 切缘为阴性。徐天源[26] 等对 69 例接受了机器人辅助腹腔镜下根治性前列腺切除术（RALRP）的高危前列腺癌患者的临床资料分析发现，术前接受新辅助内分泌治疗的部分患者术后切缘阳性率及术后同期生化复发率与国外报道相比处在相对较低水平。但新辅助治疗在临床应用的过程中受到一定的制约，在使用内分泌治疗的过程中，正常解剖结构会被破坏，包括前列腺周围组织纤维化、精囊粘连等，这些都可能增加手术的难度。相对于普通腹腔镜及开放手术，机器人手术系统精准、稳定的机械臂操作可克服解剖异常带来的操作困难，术者疲劳度也大大降低，因此新辅助内分泌治疗联合 RALRP 对高危前列腺癌的治疗前景值得期待，但对术前的给药时长及术后的长期随访结果仍有待进一步的研究。

前列腺癌的病因可能与基因的改变有关，研究发现雄激素受体相关基因的改变可能增高前列腺癌的患病风险，近年来兴起的基因检测不仅可将前列腺癌患者致病的突变基因检出，同时也为部分患者选择药物（内分泌、化疗、靶向及免疫）治疗提供依据。此外针对 mCSPC 的内分泌治疗联合新辅助化疗，药物的选择也非常重要。但在临床实践中，不同患者对化疗药物的敏感性存在差异，而这种差异很大程度是由基因的多态性决定的。目前已发现与药物反应相关的基因多态性对药物的敏感性存在决定作用，这些基因参与了药物的转运、代谢通路、作用靶点等多个方面[27]。因此在患者接受化疗药物化疗之前，对患者基因的单核苷酸多态性进行联合检测，可能预测其对化疗药物的敏感性，从而为化疗方案的选择提供依据，即根据患者自身来设计个体化的治疗方案。

随着对 mCSPC 治疗措施的不断改进，多西他赛化疗联合或不联合 ADT 治疗，是 mCSPC 患者的两种可能的治疗方案。Sweeney[28] 等的临床研究表明，ADT + 多西他赛联合治疗比单纯 ADT 治疗的整体生存时间更长，同时在定义为存在内脏转移和（或）4 个骨损害这一亚组中的获益最大，在 17 个月的随访中，患者的 OS 得到明显的改善。Fizazi[10] 等研究显示，在雄激素剥夺疗法中添加醋酸阿比特龙和泼尼松可显著提高 mCSPC 患者的总体生存率和无进展生存率，同时他们将"Gleason 评分 8 分及存在 3 个骨损害或内脏转移"者定义为激素幼稚型高危转移性 PC 患者，这一类别的患者的死亡风险降低了 38%。

在过去的十年里，RALRP 由于微创、精确和稳定的优势在全球范围内得到迅速推广。目前，RALRP 已成为发达国家治疗前列腺癌最常见的外科手段，美国 85% 的根治性前列腺切除术通过机器人手术平台完成[29]。与开放或腹腔镜根治性前列腺切除术相比，RALRP 可减少出血量、输血率、住院时间，以及降低围术期并发症发生率[30,31]。瞿旻[32] 等自 2012 年开展了近 900 例 RALRP，其中高危前列腺癌患者约占总数的一半，其研究结果显示在手术时间及术中出血量方面优于国外报道,同时围术期并发症发生率及切缘阳性率均与国内外同期行 RALRP 治疗高危患者的手术结果相似[33],充分显示了国内 RALRP 技术的日趋成熟。

在 RALRP 手术入路的选择上目前有两种方式:经腹途径机器人辅助腹腔镜下根治性前列腺切除术(transperitoneal robot – assisted radical prostatectomy, TP – RARP)和经腹膜外途径机器人辅助腹腔镜下根治性前列腺切除术(extraperitoneal robot – assisted radical prostatectomy, EP – RARP),但目前尚缺乏充分的证据证明机器人手术经不同手术路径是否对围术期疗效、肿瘤控制情况和术后尿控功能恢复等有影响。夏丹[34]等对 2014 年 9 月至 2015 年 4 月中进行的 165 例机器人辅助腹腔镜下根治性前列腺切除术患者的临床资料进行分析,发现在手术时间和出血量上 TP – RARP 优于 EP – RARP,但两者在术后排气时间、术后恢复排便时间、术后引流管留置时间、留置尿管时间、术后下床活动时间等方面的差异均无统计学意义。但在需行扩大淋巴结清扫的高危前列腺癌患者的根治性手术中,国内外报道手术入路多为经腹腔途径,因其手术操作空间大,视野清晰,能更便捷和安全地完成手术,适宜于进行盆腔淋巴结清扫及扩大盆腔淋巴结清扫术[35]。

综上所述,对 mCSPC 患者根治术前行内分泌治疗联合新辅助化疗,其主要作用是:①抑制肿瘤的生长,缩小肿瘤体积,降低肿瘤分期,增加手术的可能性;②减灭体内潜在转移灶,降低远期复发率,延长患者生存期;③明显降低激素水平,"饿死"激素敏感性肿瘤细胞的同时尽可能"剿灭"激素抵抗性肿瘤细胞,延缓前列腺癌从激素依赖转为激素非依赖的时间。最后,凭借"达·芬奇"机器人手术平台的操作优势,使得 mCSPC 患者的手术成功率显著提高,并发症明显降低。

参 考 文 献

[1] Ferlay J, Soerjomataram I, Dikshit R, et al. Cancer incidence and mortality worldwide: sources, methods and major patterns in GLOBOCAN 2012. Int J Cancer, 2015, 136: E359 – 386

[2] Bell KJ, Del Mar C, Wright G, et al. Prevalence of incidental prostate cancer: A systematic review of autopsy studies. Int J Cancer, 2015, 137(7): 1749 – 1757

[3] Haas GP, Delongchamps N, Brawley OW, et al. The worldwide epidemiology of prostate cancer: perspectives from autopsy studies. Can J Urol, 2008, 15(1): 3866 – 3871

[4] Chen WQ, Zheng RS, Baade, et al. Cancer statistics in China, 2015. CA Cancer J Clin, 2016, 66(2): 115 – 132

[5] James ND, Spears MR, Clarke NW, et al. Survival with newly diagnosed metastatic prostate cancer in the "docetaxel era": data from 917 patients in the control arm of the STAMPEDE trial(MRC PR08, CRUK/06/019). Eur Urol, 2015, 67(6): 1028 – 1038

[6] Berg KD, Thomsen FB, Mikkelsen MK, et al. Improved survival for patients with de novo metastatic prostate cancer in the last 20 years. Eur J Cancer, 2017, 72: 20 – 27

[7] Huggins C. Studies on prostatic cancer Ⅱ. The effects of castration on advanced carcinoma of the prostate

cancer. Arch Surg, 1941, 43: 209 - 223

[8] Seidenfeld J, Samson DJ, Hasselblad V, et al. Single - therapy androgen suppression in men with advanced prostate cancer: a systematic review and meta - analysis. Ann Intern Med, 2000, 132(7): 566 - 577

[9] Wu JN, Fish KM, Evans CP, et al. No improvement noted in overall or cause - specific survival for men presenting with metastatic prostate cancer over a 20 - year period. Cancer, 2014, 120(6): 818 - 823

[10] Fizazi K, Tran N, Fein L, et al. Abiraterone plus prednisone in metastatic, castration - sensitive prostate cancer. N Engl J Med, 2017, 377(4): 352 - 360

[11] James ND, de Bono JS, Spears MR, et al. Abiraterone for prostate cancer not previously treated with hormone therapy. N Engl J Med, 2017, 377(4): 338 - 351

[12] Culp SH, Schellhammer PF, Williams MB. Might men diagnosed with metastatic prostate cancer benefit from definitive treatment of the primary tumor? A SEER - based study. Eur Urol, 2014, 65(6): 1058 - 1066

[13] Gratzke C, Engel J, Stief CG. Role of radical prostatectomy in metastatic prostate cancer: data from the Munich Cancer Registry. Eur Urol, 2014, 66(3): 602 - 603

[14] Massard C, Fizazi K. Targeting continued androgen receptor signaling in prostate cancer. Clin Cancer Res, 2011, 17(12): 3876 - 3883

[15] Wong YN, Ferraldeschi R, Attard G, et al. Evolution of androgen receptor targeted therapy for advanced prostate cancer. Nat Rev Clin Oncol, 2014, 11(6): 365 - 376

[16] Smith MR, Kabbinavar F, Saad F, et al. Natural history of rising serum prostate - specific antigen in men with castrate nonmetastatic prostate cancer. J Clin Oncol, 2005, 23(13): 2918 - 2925

[17] Cornford P, Bellmunt J, Bolla M, et al. EAU - ESTRO - SIOG Guidelines on Prostate Cancer. Part II: Treatment of Relapsing, Metastatic, and Castration - Resistant Prostate Cancer. Eur Urol, 2017, 71(4): 630 - 642

[18] Horwich A, Hugosson J, de Reijke T, et al. Prostate cancer: ESMO Consensus Conference Guidelines 2012. Ann Oncol, 2013, 24(5): 1141 - 1162

[19] Finianos A, Gupta K, Clark B, et al. Characterization of differences between prostate cancer patients presenting with De novo versus primary progressive metastatic disease. Clin Genitourin Cancer, 2017, S1558 - 7673(17): 30247 - 30251

[20] Mosillo C, Iacovelli R, Ciccarese C, et al. De novo metastatic castration sensitive prostate cancer: state of art and future perspectives. Cancer Treat Rev, 2018, 70: 67 - 74

[21] Tannock IF, Sternberg CN. Many men with castrate - sensitive metastatic prostate cancer should not receive chemotherapy. Ann Oncol, 2016, 27(3): 545 - 546

[22] Iacovelli R, Ciccarese C, Mosillo C, et al. De novo, progressed, and neglected metastatic castration - sensitive prostate cancer: is one therapy fit for all? Clin Genitourin Cancer, 2018, S1558 - 7673(18): 30470 - 30471

[23] Abdollah F, Sun M, Thuret R, et al. A competing - risks analysis of survival after alternative treatment modalities for prostate cancer patients: 1988 - 2006. Eur Urol, 2011, 59(1): 88 - 95

[24] Boorjian SA, Karnes RJ, Viterbo R, et al. Long - term survival after radical prostatectomy versus external - beam radiotherapy for patients with high - risk prostate cancer. Cancer, 2011, 117(13): 2883 - 2891

[25] Clark PE, Peereboom DM, Dreicer R, et al. Phase II trial of neoadjuvant estramustine and etoposide plus radical prostatectomy for locally advanced prostate cancer. Urology, 2001, 57(2): 281 - 285

［26］许天源，钟山，王先进，等. 机器人辅助腹腔镜手术治疗高危前列腺癌的应用与优势［J］. 中华泌尿外科杂志，2015，(7)：518 – 522

［27］Ghosh R，Ghosh S，Chawla S. Pharmacogenomics：practice and challenges. Australian family physician，2010，39(10)：788 – 790

［28］Sweeney CJ，Chen YH，Carducci M，et al. Chemohormonal therapy in metastatic hormone – sensitive prostate cancer. Urol Oncol，2017，35(3)：123

［29］Leow JJ，Chang SL，Meyer CP，et al. Robot – assisted versus open radical prostatectomy：a contemporary analysis of an all – payer discharge database. Eur urol，2016，70(5)：837 – 845

［30］Trinh QD，Sammon J，Sun M，et al. Perioperative outcomes of robot – assisted radical prostatectomy compared with open radical prostatectomy：Results from the nationwide inpatient sample. Eur Urol，2012，61(4)：679 – 685

［31］Gandaglia G，Sammon JD，Chang SL，et al. Comparative effectiveness of robot – assisted and open radical prostatectomy in the postdissemination era. J Clin Oncol，2014，32(14)：1419 – 1426

［32］瞿旻，林恒之，王海峰，等. 机器人辅助腹腔镜下根治性前列腺切除术治疗高危前列腺癌 400 例报告［J］. 中华泌尿外科杂志，2017，(6)：424 – 427

［33］Gandaglia G，De Lorenzis E，Novara G，et al. Robot – assisted radical prostatectomy and extended pelvic lymph node dissection in patients with locally – advanced prostate cancer. Eur Urol，2017，71(2)：249 – 256

［34］夏丹，王平，秦杰，等. 经腹膜外途径与经腹途径机器人辅助腹腔镜下根治性前列腺切除术的比较分析［J］. 中华泌尿外科杂志，2016，(3)：165 – 168

［35］Abdollah F，Sood A，Sammon JD，et al. Long – term cancer control outcomes in patients with clinically high – risk prostate cancer treated with robot – assisted radical prostatectomy：results from a multi – institutional study of 1100 patients. Eur Urol，2015，68(3)：497 – 505

（薛建新 朱 凯 杨 杰 孙 凯 黄 杰 宋宁宏）

经典案例七

序贯分支肾动脉阻断治疗多发同侧肾肿瘤

导读：肾细胞癌（又称肾癌，renal cell carcinoma，RCC）是较为常见的泌尿道恶性肿瘤，起源于肾实质泌尿小管上皮系统，从病理分型上可分为透明细胞癌（75%）、Ⅰ型乳头状肾癌（5%）、Ⅱ型乳头状肾癌（10%）、嫌色细胞癌（5%）和集合管癌（5%）。肾癌的临床表现及肾外表现不具有特异性，血尿、疼痛和腹部包块为晚期肾肿瘤的主要特征性表现。尽管肾细胞癌在所有恶性肿瘤中仅占2%~3%的比例，其发病率依然呈持续上升态势[1]。在美国，2017年新发肾癌病例约为63 990例，死亡14 400例[2-3]。肾细胞癌的治疗手段包括手术、分子靶向治疗、免疫治疗、放疗、化疗等综合治疗措施。早期肾癌患者通常预后良好，手术切除是其主要治疗方式，通常分为肾部分切除术和根治性切除术。近年大量临床研究发现，对于早期和部分中期肾癌患者，腹腔镜下肾部分切除术的肿瘤控制效果与根治性肾切除术无异，其能够在完整切除肿瘤病灶的前提下有效保留大部分肾功能，目前在国内外得到较广泛的应用[4-5]。

肾脏多发性肿瘤指在同一肾脏上具有≥2个间距≥1cm的肿物，且多为同一种病理类型，手术是首选治疗方式。考虑到多发病灶的局部复发率可能较高，且Ⅰ期切除多个肿瘤的肾部分切除术难度较大，手术时间长，术中大出血风险大，故如果对侧肾脏功能正常，传统方法为行根治性切除术。目前有临床研究证实，对于多发同侧肾肿瘤患者，肾部分切除术也可以达到与根治性手术相当的肿瘤控制效果。对于一些特殊的肾癌患者，如孤立肾或对侧肾功能不全的患者，采用肾部分切除术可以有效保留残余肾功能，减少患者术后因肾衰竭而行透析的发生率[6]。

传统的肾部分切除术通常采用主干全阻断方式，在肾脏完全缺血的状态下切除肿瘤并缝合创面，通常对术者手术要求较高，需在20~30分钟完成，以避免长时间血管阻断导致的缺血-再灌注损伤[7]。但当面对多发同侧肾肿瘤时，如果仍采用传统肾动脉主干阻断技术，要在30分钟时间内完成对多枚肿瘤的切除和创面缝合止血几乎不可能。同时，同侧多发肾肿瘤患者肾部分切除术因涉及多病灶切除和肾脏重建，手术难度相当大。为解决这一临床难题，本中心自2014年2月在江苏省率先开展新技术"分支肾动脉序贯阻断术",并在腹腔镜平台上运用以治疗多发性肾肿瘤。使得患者被保留的肾单位不再受长时间动脉血流的阻断而造成严重的缺血－再灌注损伤,术后肾功能恢复明显优于采用肾动脉全阻断手术的患者,而术中失血量、术中输血率、手术切缘阳性率、术后住院天数及并发症情况两种术式无明显的差异。

随着外科技术的飞速发展,"达·芬奇"机器人系统已广泛应用于肾癌患者手术中,因其良好的成像视野和放大系统,以及人体工程学的优势,可有效提高手术操作的精确程度,降低术中和术后并发症的发生率。同时,手术医师在操作中也避免了长时间站立导致的疲劳,使其在手术操作全程中均能保持稳定且良好的手术操作状态。鉴于此,我们自 2016 年在省内首先开展了机器人平台下的"分支肾动脉序贯阻断多发同侧肾肿瘤切除术",依赖术者熟练和精准的操作,并充分利用"达·芬奇"手术机器人机械臂可全角度旋转、精确定位的优势,快速而精准地分离出肾动脉的分支,在序贯分支阻断的情况下分别完整切除不同位置的肾脏肿瘤、缝合创面,避免了术中肾动脉全阻断引起的肾脏缺血时间过长或因重复阻断肾动脉引起的肾脏缺血再灌注损伤。和普通腹腔镜手术相比,机器人平台下的该术式更进一步将"分支肾动脉序贯阻断技术"的临床应用发挥到了极致,为我国多发肾肿瘤患者术后肾功能的保留带来了福音。

【关键词】多发同侧肾肿瘤;机器人手术;肾部分切除术;分支肾动脉序贯阻断

1 病案资料

患者苏××,女,浙江嘉兴人,55 岁,银行职员,已婚已育,育有 2 子 1 女。于 2016 年 9 月单位体检 B 超发现右肾多发占位,无肉眼血尿、腹痛,无尿频、尿急、尿痛,无寒战、发热,无近期血压增高、头晕,无腰痛及腹部肿块。至当地医院就诊,查多排 CT 平扫＋增强示:右肾多发占位,分别位于中极与下极,大小分别为 3.2cm×2.4cm 和 2.5cm ×1.8cm(图 7－1)。遂来我院求诊,门诊拟"右肾多发占位"收入院,病程中患者无进行性消瘦,神清精神可,饮食及睡眠良好,二便正常。入院后查血沉、血常规、尿常规、全胸片、肾功能均未见明显异常,为明确患者右肾动脉分支与上下极肿瘤的供血关系,行肾脏 CTA 检查,结果提示:右肾动脉主干主要有三条分支,位于中极和下极的占位分别由不同的分支肾动脉供血(图 7－2)。

专科查体:全腹软,未及包块,双肾区无隆起,肋脊点、肋腰点压痛(－),双肾区叩痛(－),双输尿管行径压痛(－)。听诊双肾动脉血管杂音(－)。患者既往体健,否认高血压病、糖尿病、冠心病病史,否认肝炎,结核病史,无其他手术及外伤史。生活规律,无烟酒嗜好,无特殊职业毒物接触史,否认其他家族性及遗传性疾病史。

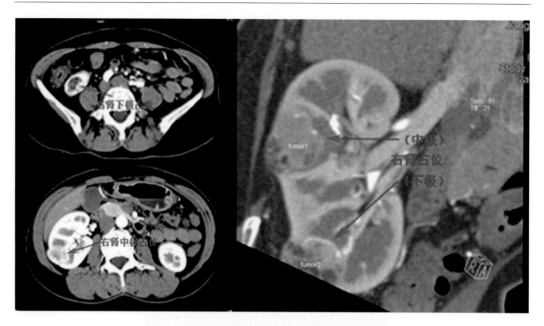

图 7-1 术前 CT 提示：右肾中极和下极多发占位

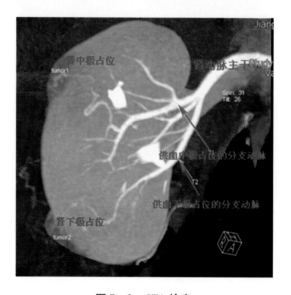

图 7-2 CTA 检查

注：右肾动脉主干主要有三条分支，位于中极和下极的占位分别由不同的分支肾动脉供血

2 病情分析及治疗方案

该患者为中年女性，体检 B 超发现右肾多发占位，无肉眼血尿、无腰背痛，无腹部包块，无肾癌肾外表现。当地医院查平扫 + 增强 CT 示：右肾两处 2 ~ 3cm 占位，分别位于中极与下极。入院后查血沉、血常规、尿常规、全胸片、肾功能均未见明显异常，综合所有术前病案资料分析，考虑为右肾双原发早期肾肿瘤。术前 CTA 检查示：右肾动脉主干主要

有三条分支,位于中极和下极的占位分别由不同的分支肾动脉供血,适合在"达·芬奇"机器人平台下行"分支肾动脉序贯阻断技术"。术后根据病理情况决定后续治疗方案。

3　手术步骤及要点

机器人辅助下分支肾动脉序贯阻断单侧多发肾肿瘤切除术。

(1)全身麻醉成功后,取左侧70°斜卧,腰部抬高。取脐上2cm右侧腹直肌旁横行皮肤切口,长约15mm,建立气腹后,置入12mm观察镜Trocar,向上30°置入镜头。直视下分别于右侧腹直肌外缘肋缘下3cm处、髂前上棘下5cm处置入8mm机器人专用金属套管。12mm助手孔分别位于下腹部右侧腹直肌旁及剑突下。套管及器械置入完成后,更换镜头呈向下30°。

(2)打开结肠旁沟适当分离腹膜外脂肪,打开右侧Gerota's筋膜,分离肾周并暴露肾门,充分游离右肾门血管(动脉和静脉)及输尿管,沿肾动脉主干分离出肾动脉一级分支,如图7-3见肾动脉三个主要分支。注意:向肾门内分离肾动脉分支时,应尽可能轻柔操作,尤其注意不要损伤肾静脉分支,否则易造成术中出血,且难以处理。

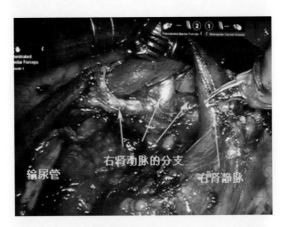

图7-3　沿右肾动脉主干分离,见三条一级分支

(3)游离右肾,见肾中极局部隆起占位实为两枚相邻融合的肿瘤,约3.5cm×2.5cm,肾下极有一大小约2.5cm×1.8cm的局部隆起,与肾周脂肪无明显粘连(图7-4)。

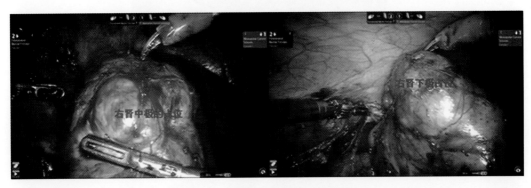

图7-4　右肾中极肿瘤及下极肿瘤

(4)分支肾动脉序贯阻断：先以血管阻断夹阻断供应肾下极肿瘤的分支肾动脉(图7-5)，以机器人2号臂电剪完整剜除下极肿瘤后，更换持针器，创面以强生爱惜捷2.0倒刺线(1B400)充分缝合止血后，松开血管阻断夹，未见明显出血；序贯阻断供应肾中极的肾动脉分支(图7-6)后，完整剜除肾中极肿瘤，同样予以2.0倒刺线充分缝合止血，松开血管阻断夹，未见明显出血(图7-7)。注意：肾肿瘤剜除后的创面，应尽可能以倒刺线"兜底"缝合，最后应以锁扣夹收紧，以防开放肾动脉后造成继发性出血。

(5)将切除肿瘤装入标本袋中，右肾缝合创面覆盖止血材料，置入扁平引流管一根，见创面无明显渗血后于肋缘下切口处将标本取出。清点器械纱布无误后，取出机器人器械关闭切口。

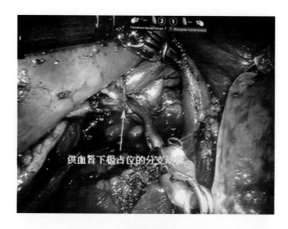

图7-5 阻断肾动脉下极分支

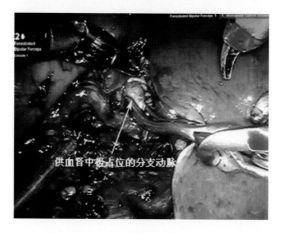

图7-6 阻断肾动脉中极分支后，可见肾脏中极明显缺血发白

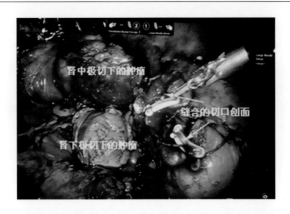

图 7-7　完整切除右肾多发肿瘤后，松开血管阻断夹，未见明显出血

4　手术结果及随访

手术总时长约 70 分钟，术中发现右肾中极的一枚肿瘤实际为两枚相邻融合的肿瘤，依赖术者熟练精准的手术操作和机器人平台优势，实际分支肾动脉阻断时间分别为下极支 12 分钟和中极支 15 分钟，术中出血 120ml，完整切除右肾两处肿瘤。术后患者恢复良好，术后第 1 天引流约 100ml 暗红色血色液体，术后第 2 天引流量约 30ml，术后第 3 天引流量约 20ml 拔除引流管，术后第 2 天恢复半流饮食，术后第 3 天下床活动，术后第 4 天出院。术后第 2 天出现低热，最高体温达 37.9℃，未予特殊处理后自行缓解。

术后常规病理示：右肾中级透明细胞癌Ⅱ级，右肾下极透明细胞癌Ⅰ~Ⅱ级，肿瘤均局限于肾包膜内，肿瘤基底切缘均未见癌残留。术后 3 个月、6 个月分别来我院门诊复查，随访至今，未出现明显并发症及术后复发转移。

5　讨论

与传统的腹腔镜下肾癌根治性切除术相比，肾部分切除术在保留肾功能方面有着巨大优势，因其在肿瘤控制效果方面与肾癌根治术无明显差异，肾部分切除术已被推荐作为早期肾肿瘤的标准手术方式[8,9]。在肾部分切除术中，如何缩短肾热缺血时间和减少热缺血范围是保护肾功能的关键所在[10]。传统肾部分切除术阻断血管的方式多是单纯持续性肾动脉主干阻断，既往研究结果显示，肾脏耐受热缺血的时间最长为 30 分钟，否则可导致肾脏出现显著缺血-再灌注损伤，引起术后肾功能的不可逆性损害[7]。目前，最新的观点甚至认为在肾部分切除术时应将肾动脉阻断时间控制在 20 分钟内，这不仅对术者腔镜下手术技巧提出了较高要求，而且对肾动脉阻断策略的革新提出了要求。

随着技术的发展进步和成熟，区域性缺血技术逐渐应用于肾部分切除术过程中，其核心在于选择性阻断供应肿瘤的分支动脉达到肿瘤区域的局部缺血，避免整个肾脏的缺血状态[11]。近年来，腹腔镜下肾段动脉阻断肾部分切除术和机器人辅助肾部分切除术等保留肾单位手术越来越多应用于临床治疗肾肿瘤和肾畸形等疾病，其在避免热缺血损伤方面作用明显。该术式的关键是在术前对肾肿瘤的情况进行精准掌握，包括肿瘤大小、位置（上极或下极，腹侧、背侧或骑跨）、生长类型（外生性，中生性或内生性）、肾动脉分支与肿瘤的解剖关系等，以选择合适的阻断分支靶血管，降低手术风险和提高手术成功率。为此，我们在术前引入多层螺旋CT(MSCT)肾血管成像技术，将"分支肾动脉序贯阻断技术"的精确性和安全性发挥到极致。术前MSCT肾血管成像一方面评价了肾肿瘤的血供情况、肿瘤的位置、范围及与肾门血管、集合系统的关系；另一方面了解肾血管的变异情况[12-14]。利用MSCT肾血管成像技术，我们可以序贯阻断供应每一个肾脏肿瘤的一、二级动脉分支而保持其他正常肾段组织的血供。该技术与传统的根治性肾切除相比，保留了肾脏，明显降低了术后患者肾功能不全的发生率，同时对肿瘤具有相当的根治效果；与国外的"肾动脉0阻断技术"相比，该技术更安全可靠，术中大出血风险明显降低，同时对患者肾功能的保护效果相当[15-17]。

临床工作中，对于对侧肾功能正常的局限性肾癌患者，采用保留肾单位的手术可获得良好的预后结局。但对于解剖性或功能性的孤立肾者，或肾功能不全的患者，处理方案往往较为复杂，如行单纯的根治性肾切除术，患者术后往往需接受透析治疗，严重降低了生存质量。尤其对于同侧多发肾肿瘤的孤立肾患者来说，若对其行保留肾单位手术，由于是多个病灶，很难保证手术可以在阻断肾动脉后的30分钟内完成，可能导致热缺血时间过长。同时手术难度大，往往难以达到理想的疗效，强行保留肾单位易导致术后复发率增加，患者临床预后结局更差[18]。此外，术者在限时的压力下，术中出现肿瘤包膜切破、创面或集合系统缝合不确切等情况的概率有可能增加，进而会影响患者术后并发症的发生率及预后。采用分支肾动脉序贯阻断技术后，在有效控制出血的条件下，极大延长了术者的可操作时间，使得大部分被保留的肾单位热缺血时间都可以控制在30分钟以内，真正实现了"有效的"肾单位保留。

近年来，"达·芬奇"手术机器人系统逐渐兴起，并因其独特的技术优势和精细操作而备受青睐。与传统腹腔镜手术相比，"达·芬奇"机器人手术系统具有三维成像及视觉放大效应，使术者视野清晰，更有助于明确腔内解剖层次，快速完成镜下的分离切割与缝合。"达·芬奇"机器人手术系统不仅有着创伤小、缝合快、术后康复快的优势，同时还可有效弥补传统腹腔镜器械自由度受限导致的操作不便，最大限度发挥腔镜器械的优势，使腔镜手术的操作更为方便快捷，此外还能够有效减少术者手部抖动带来的风险，提高手术的安全性[19,20]。自2016年4月，我院引进"达·芬奇"机器人后，本中心又进一步在机器人平台上开展运用该技术，充分利用机器人手术平台操作精确、稳定的优势，将"分支肾动脉序贯阻断技术"的临床应用发挥到了极致。

对于此案例中的肾癌患者，考虑到患者右肾中极与下极各有一个占位，且分别由不同的分支肾动脉供血，病情较为复杂，为最大限度保留患者肾单位、减少热缺血损伤范围，我们为其施行了机器人辅助下分支肾动脉序贯阻断同侧多发肾肿瘤切除术。术中借助机器人手术系统的精准操作，在精准阻断分支肾动脉的基础上完整剜除多发肿瘤，同时确保被保留的大部分肾单位热缺血时间小于20分钟，取得了较满意的疗效。总结其优点如下：①序贯分支阻断技术避免了整个肾脏缺血的情况，在分支阻断处理一个肿瘤时，其他肾段部位血供正常，使术后肾功能得到有效的保护；②术者借助机器人平台的精准稳定优势，可从容、确切地完成每一个肿瘤的切除及创面缝合，而不用在限时压力下"仓促"完成对多个肿瘤的切除和创面缝合，有效地减少了手术并发症的发生及肿瘤切缘残留的可能；③通过影像学技术建立三维肾动脉重建模型，从而在术前确定阻断靶血管的数目和阻断部位，并设计分离出靶血管的最佳手术径路[21]；④利用"达·芬奇"机器人手术平台视野放大倍数高的优势，在完整切除肿瘤的基础上，尽可能保留肿瘤假包膜外的小叶间血管，以最大限度地保护周围正常肾组织的血供。

综上所述，对于同侧肾脏多发性肿瘤，手术是首选的治疗方式，因涉及多病灶一次性切除和肾脏重建，手术难度较大。机器人辅助腹腔镜技术和分支肾动脉序贯阻断技术两者相结合可以最大限度地解决这一临床难题，不仅可有效避免过长时间的全肾热缺血损伤，而且可以精确切除多个肾肿瘤。然而，该案例尚属机器人辅助腹腔镜技术治疗同侧多发肾肿瘤的初步尝试，由于开展例数有限，且缺乏远期随访资料，其远期手术疗效及临床应用价值尚需更多的实践去评估。

参 考 文 献

[1] Kovacs G, Akhtar M, Beckwith BJ, et al. The Heidelberg classification of renal cell tumours. The Journal of pathology, 1997, 183：131 – 133

[2] Siegel R, Miller K, Jemal A. Cancer Statistics, 2017 CA Cancer J Clin, 2017, 67：7 – 30

[3] Ljungberg B, Bensalah K, Canfield S, et al. EAU guidelines on renal cell carcinoma：2014 update. European urology, 2015, 67：913 – 24

[4] Lane BR, Fergany AF, Weight CJ, et al. Renal functional outcomes after partial nephrectomy with extended ischemic intervals are better than after radical nephrectomy. The Journal of urology, 2010, 184(4)：1286 – 1290

[5] 邵鹏飞，殷长军，孟小鑫，等. 后腹腔镜下肾部分切除术治疗肾肿瘤的疗效评价[J]. 中华泌尿外科杂志, 2010, (10)：658 – 661

[6] Van Poppel H, Becker F, Cadeddu J A, et al. Treatment of localised renal cell carcinoma. European urology, 2011, 60(4)：662 – 672

[7] Becker F, Van Poppel H, Hakenberg OW, et al. Assessing the impact of ischaemia time during partial nephrectomy. European urology, 2009, 56(4)：625 – 635

[8] Kim SP, Thompson RH, Boorjian SA, et al. Comparative effectiveness for survival and renal function of partial and radical nephrectomy for localized renal tumors：a systematic review and meta – analysis. The Journal of urology, 2012, 188(1)：51 – 57

[9] Touijer K, Jacqmin D, Kavoussi LR, et al. The expanding role of partial nephrectomy：a critical analysis of indications, results, and complications. European urology, 2010, 57(2)：214 – 222

[10] Shao P, Tang L, Li P, et al. Application of a vasculature model and standardization of the renal hilar approach in laparoscopic partial nephrectomy for precise segmental artery clamping. European urology, 2013, 63(6)：1072 – 1081

[11] 殷长军，邵鹏飞，秦超. 肾段动脉阻断技术在腹腔镜肾部分切除手术中的应用与技术要点分析（附光盘）[J]. 现代泌尿外科杂志, 2013, 18(6)：532 – 534

[12] Simone G, Gill IS, Mottrie A, et al. Indications, techniques, outcomes, and limitations for minimally is-

chemic and off – clamp partial nephrectomy: a systematic review of the literature. European urology, 2015, 68(4): 632 – 640

[13] Desai MM, de Castro Abreu AL, Leslie S, et al. Robotic partial nephrectomy with superselective versus main artery clamping: a retrospective comparison. European urology, 2014, 66(4): 713 – 719

[14] Zhang S, Zhao X, Ji C, et al. Radiofrequency ablation of synchronous bilateral renal cell carcinoma. International Journal of Urology, 2012, 19(3): 241 – 247

[15] Gill IS, Patil MB, Abreu AL, et al. Zero ischemia anatomical partial nephrectomy: a novel approach. J Urol, 2012, 187, 807 – 814

[16] Xu Y, Shao P, Zhu X, et al. Three – dimensional renal CT angiography for guiding segmental renal artery clamping during laparoscopic partial nephrectomy. Clin Radiol, 2013, 68: e609 – 16

[17] Shao P, Li P, Xu Y, et al. Application of combined computed tomography arteriography, venography, and urography in laparoscopic partial nephrectomy with segmental artery clamping. Urology, 2014, 84: 1361 – 1365

[18] Song S, Zhang H, Ma L, et al. The Application of "Renal Pedicle Rotation" Method in Retroperitoneal Laparoscopic Partial Nephrectomyfor Renal Ventral Tumors. J Endourol, 2015, 29(9): 1038 – 1043

[19] 侯娟茹, 周珊, 张红梅, 等. 达·芬奇手术机器人的应用进展与前景展望[J]. 现代医学与健康研究, 2017, 1(4): 161

[20] Peters BS, Armijo PR, Krause C, et al. Review of emerging surgical robotic technology. Surg Endosc, 2018, 32(4): 1636 – 1655

[21] Shao P, Qin C, Yin C, et al. Laparoscopic partial nephrectomy with segmental renal artery clamping: technique and clinical outcomes. European urology, 2011, 59(5): 849 – 855

（苗陈岢　夏佳东　杨　杰　范新国　唐　敏　王增军）

经典案例八

阴茎癌 I 期双侧腹股沟淋巴结清扫 +
盆腔淋巴结清扫术

导读：阴茎癌是一种起源于阴茎头、冠状沟和包皮内板黏膜，以及阴茎皮肤的男性生殖系统恶性肿瘤。是阴茎最常见的恶性肿瘤，占阴茎肿瘤的90%以上[1]。由于国家、民族、宗教信仰，以及卫生习惯的不同，阴茎癌的发病率有明显的差异，其中发展中国家的发病率要远高于发达国家。根据最新流行病学资料，在欧美为(0.1～0.9)/10 万，而在亚洲、非洲，以及南美洲的部分地区发病率最高可达 19/10 万，在我国目前为(0.3～0.4)/10 万[1-2]。阴茎癌多数发生于包茎或包皮过长的患者，新生儿行包皮环切术能有效防止此病[2-5]，人类乳头瘤病毒(HPV)感染与阴茎癌发病密切相关[6-8]。除此之外，吸烟、阴茎皮疹、外生殖器疣、阴茎皮肤裂伤、性伴侣数量与阴茎癌的发病也有一定的关系[8-10]。作为男性的生殖器官，阴茎发生肿瘤会对患者的身心健康产生严重的不良影响[2-4]。

阴茎癌最常见的病理类型为鳞状细胞癌[8]，淋巴结转移是其最主要的播散途径，而淋巴结有无转移及转移程度是阴茎癌重要的预后指标，对淋巴结转移的诊疗往往决定了该病的整体疗效[11,12]。临床体格检查发现肿大腹股沟淋巴结是预示淋巴结发生转移的最重要途径，并且大约有70%的肿大淋巴结是由于阴茎癌转移而造成的，而剩余30%患者的肿大淋巴结是由于炎症导致的[13]。目前，阴茎癌原发灶切除＋淋巴结清扫不仅是判断肿大淋巴结病因及鉴别其余淋巴结是否发生转移的最佳方法，而且也是已发生淋巴结转移的阴茎癌患者的最佳治疗方案[11]。

然而，传统的开放腹股沟及盆腔淋巴结清扫因创伤大，常导致较多的并发症，严重影响患者的术后生活。随着科技的发展，在欧美"达·芬奇"机器人系统已被应用于阴茎癌腹股沟淋巴结清扫的手术过程中，因其良好的三维成像和放大系统及人体工程学的优势，从而有效地降低了术中和术后的并发症，并极大地减少了复杂手术中主刀医师的疲劳程度，使其在长时手术的前、中、后期均能保持稳定且良好的手术操作状态[14]。鉴于此，我们在国内尝试进行机器人辅助腹腔镜下阴茎癌 I 期双侧腹股沟淋巴结清扫＋盆腔淋巴结清扫术，以期降低患者术中、术后并发症，达到更为理想的肿瘤根治效果，从而提高患者术后生活质量及远期预后。

【关键词】阴茎肿瘤；淋巴结转移；淋巴结清扫；机器人手术

1　病案资料

患者张××，男，56岁，农民，已婚已育。于2015年无意间发现龟头新生物，初始黄豆粒大小，一直未予重视，后渐增大，如菜花大小，伴破溃、恶臭，双侧腹股沟区亦发现鸽蛋大小肿块数枚，无压痛。遂于当地医院就诊，查B超示：双侧腹股沟区多发肿大淋巴结声像，直径10~30mm；盆腔CT提示：阴茎局部增粗，示不规则团块状影，强化欠均匀，边界欠清，大小约53mm×43mm，考虑阴茎占位性病变伴双侧腹股沟区、左侧盆腔髂血管旁肿大淋巴结（图8-1，图8-2）。当地医院取阴茎肿物活检病理提示：（阴茎）鳞状细胞癌（中分化），未见明确神经、脉管侵犯，侧切缘及底切缘均见累及；为求进一步治疗来我院求诊。

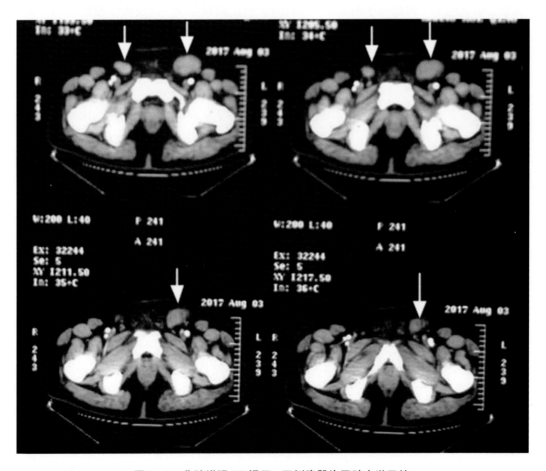

图8-1　盆腔增强CT提示：双侧腹股沟区肿大淋巴结

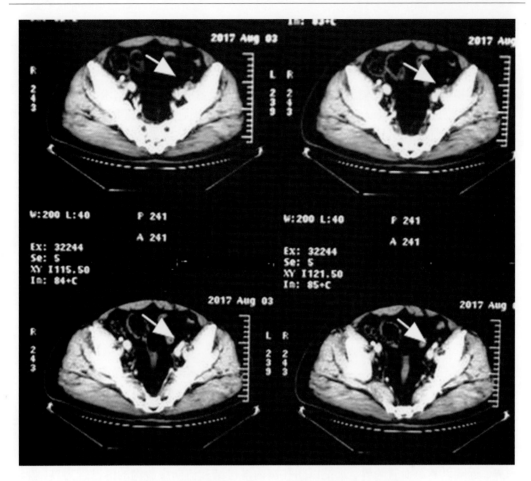

图 8 - 2　盆腔增强 CT 提示：左侧髂血管旁肿大淋巴结

患者既往体健，30 年前有阑尾炎手术史，否认阴茎外伤史，无高血压、糖尿病等慢性病史，无乙肝、结核等传染病史。有吸烟史 30 余年，20 支/天，深吸烟；无饮酒史；长期接触农药、否认冶游史、否认尖锐湿疣等性病史。既往家族中无类似病史。

专科查体见：阴茎、睾丸发育正常，未见正常阴茎龟头外形，见一直径 60mm 龟头菜花样新生物，表面破溃，伴脓血性分泌物、恶臭，阴茎根部皮肤发红、水肿，左侧腹股沟区可见局限性隆起，表面皮肤无红肿、破溃。双侧腹股沟区可触及大小不等质硬淋巴结，无压痛，和周围组织粘连，右侧 2 ~ 3 枚，直径 10 ~ 25mm；左侧 3 ~ 4 枚，15 ~ 30mm。

2　病情分析及治疗方案

该中年男性患者，有吸烟史 30 年，自述患病前包皮过长，发现阴茎新生物后因自身原因未予重视，延迟就医 2 年余。现盆腔 CT 显示双侧腹股沟及左侧髂血管旁淋巴结肿大，考虑区域淋巴结转移，肿瘤分期分级 $T_3N_3M_0G_2$。应行Ⅰ期阴茎横截术＋机器人辅助腹腔镜下双侧髂腹股沟淋巴结及盆腔淋巴结清扫术，术中遵循无菌原则，可先行双侧盆腔淋巴结清扫，再行双侧腹股沟淋巴结清扫，最后行阴茎横截术。术后根据病理情况辅以全身化疗或区域放疗。

3 手术步骤及要点

阴茎横截术 + 机器人辅助腹腔镜下双侧腹股沟及盆腔淋巴结清扫术。

(1)体位选择及 Trocar 分布：麻醉成功后，患者取平卧位，两腿大字分开。建立气腹后，于脐上在气腹针引导下置入 12mm 机器人观察 Trocar，在观察镜监视下于腹部呈扇形放置 2 个 8mm 机器人金属 Trocar、2 个 12mm 助手辅助 Trocar(图 8 – 3)。取 30°头低脚高位，置入各相应操作器械。

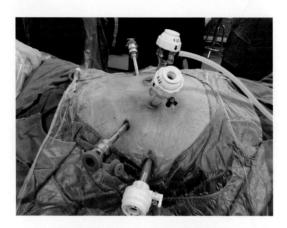

图 8 – 3 清扫盆腔淋巴结时机器人和辅助孔 Trocar 分布

(2)盆腔淋巴结清扫，清扫范围：外侧以髂腹股沟神经为界，内侧以膀胱和前列腺为界，近端以髂总血管为界，远端以闭孔窝内淋巴结和流向腹股沟的淋巴管为界(图 8 – 4，图 8 – 5)。清扫时应以机器人 1 号臂之电剪锐性解剖，剪开血管鞘后(一定要清晰暴露血管壁)，轻柔推剪，将其周围淋巴脂肪团剔除。电剪要张"小嘴"，一边剪一边推。遇有血管，可结扎或电凝或上夹。淋巴结剔除后要结扎断端，避免形成淋巴囊肿或淋巴瘘。术毕，置盆腔引流管一根。

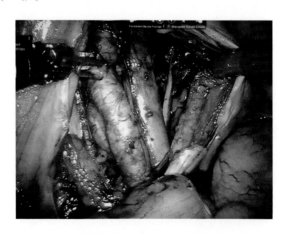

图 8 – 4 左侧髂血管旁及闭孔窝内淋巴结清扫术后

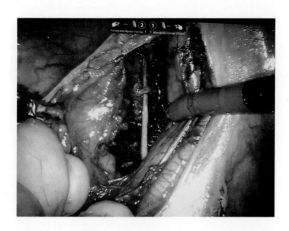

图 8 - 5　右侧髂血管旁及闭孔窝内淋巴结清扫术后

（3）腹股沟淋巴结清扫：在右下肢股前侧切开 1.5cm 小口，钝性分离皮下，置入自制球囊，充气扩张 800ml 后，如图 8 - 6 置入机器人及助手 Trocar。以腹股沟韧带为上界，长收肌为内界，缝匠肌为外界将脂肪淋巴组织切除（图 8 - 7，图 8 - 8）。暴露大隐静脉、股动静脉，清扫腹股沟横组和纵组淋巴结（图 8 - 9）。完成淋巴结切除术后应常规检查腹股沟外侧以了解有无外口松弛或疝囊。发现松弛者予以修补缝合加固。必要时可行腹股沟韧带和隐窝韧带之间缝合紧固股管，但注意避免挤压股静脉。术毕，温热生理盐水冲洗创面，彻底止血，皮下留置负压吸引，创面加压包扎，防止皮瓣坏死（图 8 - 10）。

（4）阴茎横截术：由于阴茎部肿瘤合并感染，根据无菌原则，我们最后行阴茎横截术。首先于阴茎根部预置止血带压迫，切开阴茎皮肤，缝扎阴茎背血管，于距离肿块 2.0cm 处离断阴茎，保留尿道长 1.0cm 于切缘外，2 - 0 薇乔线关闭阴茎海绵体白膜。解开阴茎根部止血带，置入导尿管，横行劈开尿道，与皮肤外翻缝合。

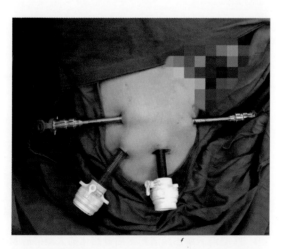

图 8 - 6　清扫右侧腹股沟区淋巴结时机械臂和辅助孔 Trocar 分布

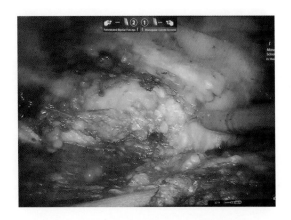

图 8 - 7　术中清扫右侧腹股沟区淋巴结

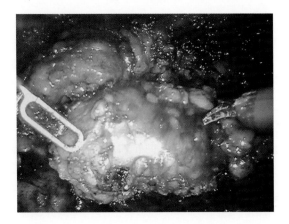

图 8 - 8　术中切除的左侧腹股沟区肿大淋巴结

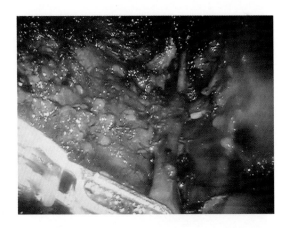

图 8 - 9　腹股沟区淋巴结清扫术后骨骼化的大隐静脉及其属支

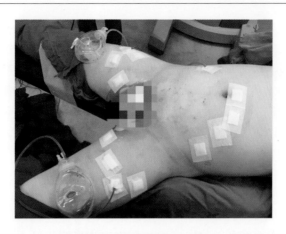

图 8 - 10 双侧腹股沟区及盆腔淋巴结清扫术后伤口展示

4 手术结果及随访

手术总时长 4.5 小时，出血约 250ml。术后病理示：阴茎鳞状细胞癌Ⅱ级，肿瘤侵犯阴茎海绵体及尿道海绵体，切缘未见癌残留。送检腹股沟淋巴结，左侧 4/9，右侧 3/10；送检盆腔髂血管旁淋巴结，左侧 3/12，右侧 0/8。患者术后第 2 天拔除盆腔引流管，第 3 天拔除双侧腹股沟引流管，均未见淋巴漏。双侧腹股沟淋巴结清扫处以沙袋加压包扎 4 天，未见皮肤坏死。术后第 2 天恢复正常饮食，第 4 天下床活动，术后第 5 天出院，术后第 10 天拔除导尿管，无尿道外口狭窄发生。术后 2 周于外院肿瘤科以顺铂 + 氟尿嘧啶方案化疗 3 个疗程，术后 6 个月门诊复查盆腔 MRI，未见局部复方及盆腔、腹股沟淋巴结肿大。

5 讨论

阴茎癌主要通过淋巴途径转移，腹股沟淋巴结最先受累，其转移途径具有如下特点：①渐进式的淋巴转移，肿瘤细胞先转移至腹股沟区淋巴结，然后由位于股管的淋巴管道扩散至盆腔淋巴结；②阴茎的淋巴引流可同时至双侧腹股沟区淋巴结，且腹股沟区的淋巴管之间存在着丰富的交通支；③有限的淋巴结转移并不意味着全身性疾病，不易发生血行转移[15]。30% ~ 60% 的阴茎癌患者初次诊断时，腹股沟区即存在肿大淋巴结，其中约 50% 已经发生转移；在发生腹股沟淋巴结转移的患者中有 20% ~ 30% 会发生盆腔淋巴结转移；腹股沟区淋巴结受侵犯患者及时进行手术干预有益于改善患者预后[16]。然而传统开放形式的腹股沟区淋巴结清扫因其术后的高并发症发生率（30% ~ 70%）而备受争议，从而激发人们去寻找一种既能有效降低并发症，又能达到确切疗效的术式。2008 年，Tobias machado 等[17] 首先报道对阴茎癌患者成功实施了腹腔镜下双侧腹股沟淋巴结清扫术（VEIL）；而后报道逐渐增多，证明 VEIL 在减少术中、术后并发症的同时，能有效地清除淋巴结转移灶[18]。

近年作为科技进步的产物，"达·芬奇"机器人手术平台因其可以赋予主刀医师更为灵活的操作能力，更为清晰的局部放大视野，更为精确的快速重建能力，逐渐为临床外科医师推崇。国外已有不少学者将其应用于腹股沟淋巴结清扫过程中，此次我们应用"达·芬奇"机器人开展此类手术结合国外报道，获得了一些初步经验：

（1）活检阳性或者存在肿大淋巴结的阴茎癌患者都有进行根治性淋巴结清扫的指征。根治性淋巴结清扫可以显著提高淋巴结转移个数较少患者的预后，并且阳性淋巴结与总清扫淋巴结个数比值以及总淋巴结清扫个数都与患者的预后相关[19]。Protzel C 等[20]认为 VEIL 在阴茎癌中的适应证为：具有腹股沟肿大淋巴结（直径 <3.0cm，且不固定；大而固定的淋巴结清扫手术可在新辅助化疗后进行）；无腹股沟肿大淋巴结，但为 pT_1G_3 和 $T_2 \sim T_4$ 患者。

（2）≥2 个阳性腹股沟淋巴结的患者应加行盆腔淋巴结清扫。Ravi 发现腹股沟淋巴结阴性时无盆腔淋巴结转移，有 1～3 个阳性淋巴结时盆腔转移可能性为 22%，大于 3 个时则高达 57%[19]。该患肾术前即发现双侧腹股沟区多发肿大、质硬淋巴结，且盆腔 CT 显示左侧髂血管旁肿大淋巴结，故我们为患者选择Ⅰ期双侧腹股沟区淋巴结清扫 + 盆腔髂血管淋巴结清扫。

（3）腔镜下淋巴结清扫在并发症发生率方面明显优于开发手术。30%～70% 的开放淋巴结清扫患者存在不同程度的并发症，轻微并发症约占 65.7%，严重并发症约占 34.3%。其中，皮肤坏死（7%～61%），伤口感染（7%～40%），血清肿（5%～30%），淋巴囊肿（2%～10%），淋巴水肿（18%～38%）[21-22]。2003 年，Bishff 等[23]首次报道腔镜下淋巴结清扫的肿瘤控制效果与开放手术相当，但总的并发症比例仅为 30%[24-27]。近年机器人辅助下淋巴结清扫也逐渐开展，2017 年，Singh A 等[28]比较了 51 例机器人淋巴结清扫与开放清扫在淋巴结清扫个数及并发症方面的差异，结果显示两者在淋巴结清扫个数方面未见明显差异，但在并发症方面，机器人手术的Ⅲ～Ⅳ级并发症发生率比开放手术明显减少（2% VS 17%），皮缘坏死（9.8% VS 23%），皮瓣坏死（2% VS 13%），严重的肢体血清肿（0% VS 9%）。本例患者术后第 3 天就拔除双侧腹股沟引流管，无皮肤坏死发生，术后第 5 天出院。在随访 1 个月时仅仅出现腹股沟淋巴结清扫区的组织水肿，显示出机器人辅助下根治性淋巴结清扫的并发症少、患者恢复快的特点。

（4）机器人辅助下淋巴结清扫术中应注意的关键事项　虽然机器人辅助下发现、游离腹股沟淋巴结及避免损伤周围血管具有很大的优势，但腹股沟区空间相对狭小，不利于机器人手术空间的建立。因此，在合适的位置置入 Trocar 至关重要：两个金属 Trocar 与观察孔 Trocar 应呈三角形放置，而不应置于同一水平上；辅助孔应置于机械臂外侧，而不应置于大腿内侧（图 8-6）。其次，腹股沟淋巴结清扫时机器人的摆放时，可置于患者身体的对侧，尽量保持中心柱与腿部长轴平行，这样才能更有利于机械臂的操作。

（5）伴有区域淋巴结转移的患者淋巴结清扫术后应联合化疗。淋巴结清扫术后进行辅助化疗最高可以获得 82% 的 5 年生存率，而单纯行根治性淋巴结清扫术者仅能获得 31% 的 5 年生存率[23-26]。故术后我们推荐该患者于外院肿瘤科进行了 3 个疗程"顺铂 + 氟尿嘧啶"方案的化疗，取得良好疗效。

区域淋巴结有无转移、能否根治性切除是影响生存率的决定因素。目前对于切除原发灶后经过 4～6 周抗生素治疗腹股沟区未触及肿大淋巴结的患者，是否进行预防性的淋巴结清扫存有争议。有研究显示通过预防性淋巴结清扫证实有淋巴结转移的患者 5 年生存率可达到80%～90%，但通过观察与等待策略，出现淋巴结转移时再行淋巴结清扫的患者5年生存率只有30%～40%[20-22]。对于伴有明确淋巴结转移的阴茎肿瘤患者，需要在术前向患者充分交代淋巴结清扫后可能出现的术后并发症，先行根治性淋巴结清扫后再根据患者全身情况、年龄等因素进一步选择放疗及化疗。经术前仔细的病情分析，我们为该患者制订了机器人辅助下Ⅰ期阴茎横截术＋双侧腹股沟淋巴结及盆腔淋巴结清扫术，联合术后化疗，获得了满意的治疗效果。

参 考 文 献

[1] Mobilio G, Ficarra V. Genital treatment of penile carcinoma. Curr Opin Urol, 2001, 11: 299 - 304

[2] Gao W, Song LB, Yang J, et al. Risk factors and negative consequences of patient's delay for penile carcinoma. World J Surg Oncol, 2016, 14: 124

[3] Yang J, Chen J, Wu XF, et al. Glans preservation contributes to postoperative restoration of male sexual function: a multicenter clinical study of glans preserving surgery. J Urol, 2014, 192(5): 1410 - 1417

[4] Yang J, Chen J, Wu XF, et al. Glans - reconstruction with preputial flap is superior to primary closure for post - surgical restoration of male sexual function in glans - preserving surgery. Andrology, 2014, 2(5): 729 - 733

[5] Daling JR, Madeleine MM, Johnson LG, et al. Penile cancer: importance of circumcision, human papillomavirus and smoking in in situ and invasive disease. Int J Cancer, 2005, 116: 606 - 616

[6] Tsen HF, Morgenstern H, Mack T, et al. Risk factors for penile cancer: results of a population - based case - control study in Los Angeles County(United States). Cancer Causes Control, 2001, 12: 267 - 277

[7] Dillner J, von Krogh G, Horenblas S, et al. Etiology of squamous cell carcinoma of the penis. Scand J Urol Nephrol Suppl, 2000, 205: 189 - 193

[8] Pascual A, Pariente M, Godínez JM, et al. High prevalence of human papillomavirus 16 in penile carcinoma. Histol Histopathol, 2007, 22: 177 - 183

[9] Picconi MA, Eiján AM, Distéfano AL, et al. Human papillomavirus(HPV)DNA in penile carcinomas in Argentina: analysis of primary tumors and lymph nodes. J Med Virol, 2000, 61: 65 - 69

[10] Maden C, Sherman KJ, Beckmann AM, et al. History of circumcision, medical conditions, and sexual activity and risk of penile cancer. J Natl Cancer Inst, 1993, 85: 19 - 24

[11] Hakenberg OW, Compérat EM, Minhas S, et al. EAU guidelines on penile cancer: 2014 update. European Urology, 2015, 67(1): 142 - 150

[12] Villavicencio H, Rubio - Briones J, Regalado R, et al. Grade, local stage and growth pattern as prognostic factors in carcinoma of the penis. European Urology, 1997, 32(4): 442 - 447

[13] Lont AP, Kroon BK, Gallee MP, et al. Pelvic lymph node dissection for penile carcinoma: extent of inguinal lymph node involvement as an indicator for pelvic lymph node involvement and survival. J Urol, 2007, 177(3): 947 - 952

[14] Thyavihally Y, Pednekar A, Pokharkar H. 850 da - Vinci robot assisted endoscopic inguinal lymphadenectomy. J Urol, 2013, 189(4): e349

[15] Horenblas S. Lymphadenectomy in penile cancer. Urol Clin North Am, 2011, 38(4), 459 - 469

[16] Horenblas S, Lont AP, Tanis PJ. Patients with penile carcinoma benefit from immediate research of clinically occult lymph node metastases. J Urol, 2005, 173(3): 816 - 819

[17] Tobias - Machado M, Tavares A, Silva MN, et al. Can video endoscopic inguinal lymphadenectomy achieve a lower morbidity than open lymph node dissection in penile cancer patients? J Endourol, 2008, 22(8): 1687 - 1691

[18] Kumar V, Sethia KK. Prospective study comparing video endoscopic radical inguinal lymph node dissection(VEILND) with open radical inguinal lymph node dissection(OILND) for penile cancer over an 8 year period. BJU Int, 2017, 119(4): 530 - 534

[19] Lughezzani G, Catanzaro M, Torelli T, et al. Relationship between lymph node ratio and cancer - specific survival in a contemporary series of patients with penile cancer and lymph node metastases. BJU Int, 2015, 116(5): 727 - 733

[20] Protzel C, Hakenberg OW. Chemotherapy in patients with penile carcinoma. Urologia Int, 2009, 82(1): 1 - 7

[21] Chris Protzela, Horenblas S, Pizzocaro G, et al. Lymphadenectomy in the Surgical Management of Penile Cancer. European Urology, 2009, 55(5): 1075 - 1088

[22] Gopman JM, Djajadiningrat RS, Baumgarten AS, et al. Predicting postoperative complications of inguinal lymph node dissection for penile cancer in an international multicentre cohort. Bju International, 2015, 116(2): 196 - 201

[23] Bishoff, J. T. in Smith's Textbook of Endourology 3rd edn Vol. 1 (eds Smith, A. D. et al.)917 - 923 (Wiley - Blackwell, 2012)

[24] Wang S, Du P, Tang X, et al. Comparison of Efficiency of Video Endoscopy and Open Inguinal Lymph Node Dissection. Anticancer Research, 2017, 37(8): 4623 - 4628

[25] Master VA, Jafri SM, Moses KA, et al. Minimally invasive inguinal lymphadenectomy via endoscopic groin dissection: comprehensive assessment of immediate and long - term complications. Journal of Urology, 2012, 188(4): 1176 - 1180

[26] Kumar V, Sethia KK. Prospective study comparing Videoendoscopic radical Inguinal Lymph node dissection(VEILND) with Open radical inguinal lymphnode dissection(OILND) for penile cancer over an 8 year period. Bju International, 2016, 119(4): 530 - 534

[27] Singh PH, Sanjeev M, Awanish K, et al. Video Endoscopic Inguinal Lymphadenectomy(VEIL) - a prospective critical perioperative assessment of feasibility and morbidity with points of technique in penile carcinoma. World Journal of Surgical Oncology, 2013, 11(1): 42 - 42

[28] Singh A, Jaipuria J, Goel A, et al. Comparing outcomes of robotic and open inguinal lymph node dissection in patients with carcinoma penis. Journal of Urology, 2018, 199(6): 1518 - 1525

（周　翔　薛建新　杨　杰　黄欣坤　王增军　宋宁宏）

经典案例九

经腹膜后入路肾部分切除术

导读：肾细胞癌(renal cell carcinoma, RCC)是一种起源于肾实质泌尿小管上皮系统的恶性肿瘤，又称肾腺癌，简称肾癌，占肾脏恶性肿瘤的 80%～90%[1]。肾癌占所有肿瘤的 2%～3%，30%～40% 的患者最终会死于肾癌[2]。在过去的二十年间，全世界范围内的肾细胞癌的发病率增长了 2%，在 2012 年，欧洲约有 84400 例新增肾细胞癌患者和 34700 例因肾癌死亡患者[3]。我国各地区肾癌的发病率及死亡率差异较大，1988—1992 年、1993—1997 年、1998—2002 年 3 个时间段及 2009 年肾恶性肿瘤的发病率分别为 4.26/10 万、5.40/10 万、6.63/10 万、5.75/10 万[1]。肾癌的男女发病比例约 1.5:1,60～70 岁为发病高峰期。病因包括吸烟、肥胖和高血压[4]。获得性囊性肾病(acquired renal cystic disease, ARCD)也是肾细胞癌发病的危险因素。家族性肾癌占 RCC 的 2%～3%，RCC 患者一级亲属患肾癌风险较高[5]。还有许多与肾癌相关的高危或低危因素，包括特别的饮食习惯，致癌物质的职业暴露，对乙酰氨基酚和非阿司匹林非甾体类消炎药[6]、十字花科蔬菜[7]、肾结石[8] 和病毒性肝炎[9]。

肾细胞癌主要包括透明细胞癌、乳头状癌和嫌色细胞癌。其中，透明细胞癌的预后最差[10]。TNM 的 Ⅰ、Ⅱ、Ⅲ 和 Ⅳ 级的肾癌 5 年肿瘤特异性生存率分别为 91%、74%、67% 和 32%。嫌色细胞癌的预后最好，5 年无复发生存率及 10 年肿瘤特异性生存率较高[11]。目前，手术还是局限性肾癌(T_1、T_2)的主要治疗手段，包括肾部分切除术和根治性肾切除术；对于 T_1 期肿瘤，只要技术上可行，都应进行保留肾单位手术。

自 1993 年 Winfield 等首次报道了腹腔镜下肾部分切除术以来，因其手术效果等同于肾癌根治术，该术式已成为泌尿外科常规手术[12]。腹腔镜下肾部分切除术有经腹和腹膜后两个入路，两种手术入路的选择主要取决于肿瘤的部位和操作者的经验[13]。经腹膜入路主要适用于肾腹侧、上极及体积较大、浸润较深的肾癌，手术视野宽阔，解剖结构清晰，但对肠道刺激较大[14]；而腹膜后入路主要适于肾脏背侧及下极的肿瘤，但由于解剖标志不明显，操作视野较小，技术难度相对较大[15]。由于泌尿系统在解剖学上的特殊性，如肾部分切除需要复杂的重建步骤，腹腔镜技术往往难于掌握。而最新"达·芬奇"机器人手术平台的应用克服了腹腔镜复杂手术技巧的限制，降低了重建性手术的难度，使得操作医师更容易掌握[16]。"达·芬奇"机器人手术平台具有 3D 视野，可 360° 旋转的机械臂和稳定的摄像系统，使原本极具挑战性的腹腔镜下肾部分切变的简单和安全。因此，我们在已熟练掌握经腹入路肾部分切除术后，针对肾脏背侧及下极的肿瘤患者尝试进行腹膜后入路肾部分切除术，希望借助不同手术入路的选择为肾肿瘤患者带来更加安全有效的治疗效果及更佳的术后康复。

【关键词】肾细胞癌；腹膜后入路；肾部分切除术；机器人手术

1 病案资料

患者张××，女，68 岁，离退休，已婚已育。患者于 2017 年 3 月在南京某医院常规行泌尿系 B 超检查时发现：左肾占位性病变，无腰背痛，无肉眼血尿，无尿频、尿急、尿痛，无发热、头痛，无腹痛、腹泻。患者为求进一步诊治，来我院就诊，行 CT（平扫＋增强）检查示：左肾背侧占位，考虑肾透明细胞癌可能性大，大小约 4.8cm×4.4cm（图 9－1）。遂拟"左肾占位"收住入院，病程中，患者饮食、睡眠可，大、小便如常，近期体重无明显变化。

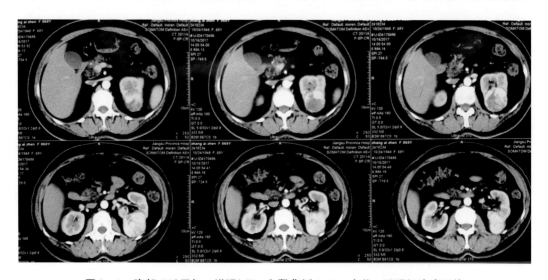

图 9－1 腹部 CT（平扫＋增强）示：左肾背侧 4.5cm 占位，透明细胞癌可能

既往病史：患者有"高血压病"史 13 年，最高血压 200/100mmHg，长期口服"拜新同＋盐酸贝那普利"控制血压尚可，有"糖尿病"史 12 年，注射胰岛素治疗，血糖控制尚可。2013 年体检发现"偶发室性期前收缩"病史，2004 年因心绞痛于 RCA 置入血管支架一根，否认其他手术外伤史。否认输血史，否认食物药物过敏史，否认烟酒等不良嗜好，家族中无类似病史。

专科查体：双肾区无明显隆起，无叩击痛；双侧输尿管行径无压痛，膀胱区无隆起，下腹部未触及包块，无压痛；外生殖器未见明显异常。术前血清 Cr 123.4μmol/L。

2 病情分析及治疗方案

该患者系老年女性，出生并生长于城市，有"高血压"病史多年，肾肿瘤发病隐匿，无明显症状体征。于我院术前行 CT(平扫＋增强)检查示：左肾背侧占位，大小约 4.8cm ×4.4cm。结合 CT 检查结果，考虑肿瘤初步分期为 T_{1b}；且患者既往有"高血压""糖尿病"等可能致肾功能损害的慢性病史，有确切保肾需要，符合肾部分切除手术指征。但患者肿瘤位于左肾中上极，体积较大，生长位置较深，考虑腹腔镜在肿瘤切除后再缝合较为困难，且肿瘤位置靠近左肾背侧，经腹膜后入路优势明显，遂决定行机器人辅助腹腔镜下经腹膜后左肾部分切除术。

3　手术步骤及要点

（1）体位选择：麻醉成功后，患者取右侧卧位，升高腰桥，使髂嵴和第 12 肋之间的空间尽量展开；肥胖等体表标志不明显的患者，可先行标记第 11、第 12 肋、髂嵴、竖脊肌、腋前线、锁骨中线等体表标志（图 9－2）。

（2）Trocar 分布：于腋中线与髂嵴交点上 2cm 做一长约 2.0cm 横切口，此切口作为机器人镜头孔，血管钳逐层钝性分离至腹膜后腔，术者示指钝性扩大腹膜后腔，将腹膜向腹侧推移，置入自制手套气囊注气 600～800ml，继续扩大腹膜后腔。以第 12 肋缘下与髂嵴连线中点为机器人 1 号、2 号臂水平位置，于左侧竖脊肌旁切迹与该连线交点，做一长约 1.2cm 手术切口，示指引导下置入机器人 1 号臂 Trocar；于左腋前线与该连线交点，做一长约 1.2cm 切口，示指引导下置入机器人 2 号臂 Trocar；于机器人 2 号臂操作孔下方约 8cm 处，做一长约 1.5cm 手术切口，示指引导下置入 12mm Trocar 作为助手操作孔；髂嵴上切口置入 12mm 镜头 Trocar（图 9－2）。建立以镜头孔为顶点的钝角三角形关系，并保持各 Trocar 之间距离大于 8cm，以便让机械臂可以充分活动并避免发生碰撞；充入气腹，保持压力 15mmHg。da Vinci 机器人置于患者头侧，使其中心柱与镜头孔均位于腋中线上，连接镜头臂和各机械臂，置入 0°机器人镜头，在镜头直视下于 1 号臂置入单极弯剪，2 号臂置入双极抓钳（图 9－3）。

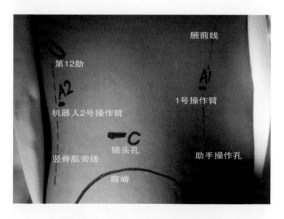

图 9－2　各 Trocar 分布示意图

注：本图以右肾为例，引自[32]：黄双等，微创泌尿外科杂志，2015，4(3)：129－132

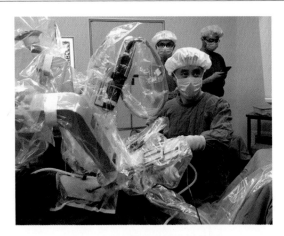

图 9-3 机器人置于患者头侧

（3）暴露肾脏及肿瘤：于腰大肌前方逐层打开 Gerota 筋膜，由左肾背侧打开肾周脂肪囊，显露肾脏及肿瘤（图 9-4）。注意：肿瘤与正常肾皮质交界部的肾周脂肪需清理干净，充分显露肿瘤边界，以便后期切除、缝合（图 9-5）。

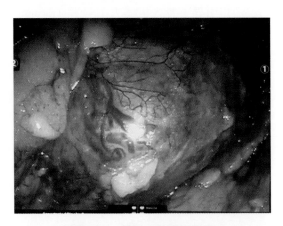

图 9-4 暴露左肾背侧肿瘤

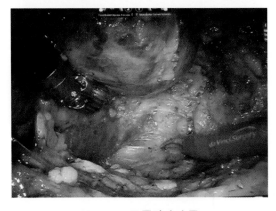

图 9-5 显露肿瘤边界

（4）游离肾动脉：再由腰大肌表面向内侧于肾中极水平分离肾蒂，采用钝性＋锐性游离的方法显露肾动脉，置入"哈巴狗"血管阻断夹，阻断肾脏动脉（图9－6）。

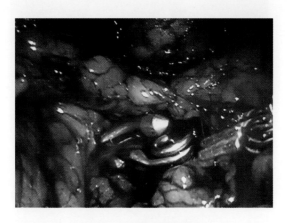

图9－6　阻断肾脏动脉

（5）切除肿瘤并缝合：在距肾肿瘤边缘约0.5cm处，以1号臂电剪沿肿瘤包膜逐步剜除，稍做止血后，以3－0 Vloc倒刺线缝合创面基底部开放小血管或破损集合系统，2－0 Quill倒刺线缝合肾脏皮质创面（图9－7）。

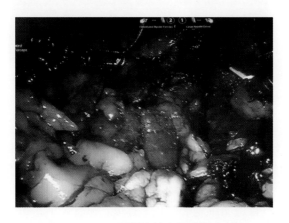

图9－7　2－0倒刺线缝合肾脏肿瘤创面

（6）移除"哈巴狗"血管阻断夹，观察创面有无出血及肾脏血供恢复情况，必要时加强缝合（图9－8）。将切下肾肿瘤装入标本袋中，肾周放置腹膜后引流管一根，由辅助孔引出。延长1号臂Trocar切口，将标本取出（图9－9）。检查创面无明显活动性出血，清点器械纱布两遍无误后，取出器械关闭切口，手术结束。

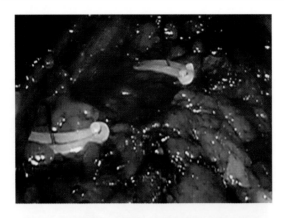

图 9 - 8 移除血管阻断夹后见缝合创面无出血

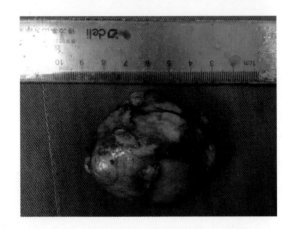

图 9 - 9 手术切除标本见肿瘤包膜完整

4 手术结果及随访

手术总时长 50 分钟,术中阻断左肾动脉主干约 18 分钟,出血约 150ml。患者术后第 2 天开始进食半流质饮食,术后第 2 天拔除腹膜后引流管(日均引流约 40ml),同时拔除导尿管。术后第 3 天开始下床简单活动,复查血清 Cr 143.6μmol/L,术后第 4 天出院。患者术后病理示:(左)肾透明细胞癌,Ⅱ~Ⅲ级,肿瘤大小 5.5cm×4.5cm×4cm,癌组织侵犯但尚未突破被膜。术后 3 个月门诊复查 B 超、6 个月门诊复查中腹部 CT 均未见局部复发或转移征象。术后 3 个月复查 Cr 138.5μmol/L,6 个月复查 Cr 138.9μmol/L。

5 讨论

目前,绝大多数的肾癌因其他原因行腹部 B 超或 CT 检查诊断出来的[17],超声、CT 和 MRI 均可以用来发现及评估肾脏肿块。对于肾脏实质肿块,影像学检查存在强化是提示肿瘤恶性的最重要标准[18]。手术是局限性肾癌(T_{1-2}期)的主要治疗手段,包括肾部分切除术和根治性肾切除术。研究显示,保留肾单位手术(nephron - sparing surgery, NSS)与根治性肾切除术拥有相当的肿瘤特异性生存率[15]。此外,NSS 可以保留肾脏功能,进而降低患代谢性与心脑血管疾病的风险[19]。在对于术前存在肾功能不全或肾脏慢性疾病的患者，这一优点显得尤为重要[20]。在住院天数、术中及术后并发症方面，NSS 与根治性肾切除术亦无明显差异[15, 21]。

在 NSS 技术方面，腹腔镜肾部分切除术与开放手术相比，两者之间的肿瘤无进展生存时间和总体生存率未见明显差异。腹腔镜手术的术中出血更少，两者之间的术后死亡率、深静脉血栓、肺栓塞无明显差异[22]。虽然腹腔镜手术的手术时间及热缺血时间较长，但并不影响患者的长期肾功能[23-24]。

机器人外科辅助系统拥有三维视野、多关节的内手腕器械装置（全自由度关节）、符合人体工程学的手术操作台，克服了传统腹腔镜的不足，使微创手术操作更加精细，解剖层次更加清晰。已有研究表明，机器人辅助腹腔镜下肾部分切与开放手术相比，术中出血较少，住院时间较短。两者之间的热缺血时间、手术时间、早期或远期并发症、肌酐波动水平、病理阳性切缘均未见明显差异[25]。机器人辅助腹腔镜下肾部分切与传统腹腔镜相比，其术中转开放手术及根治性手术的比率较低，热缺血时间较短，术后 GFR 变化较小，术后住院时间较短。两者之间的并发症、术后肌酐水平、手术时间、手术出血、病理阳性切缘均未见明显差异[26]。

传统腹腔镜和机器人辅助腹腔镜下肾部分切除术都包括经腹和经腹膜后两个入路。与经腹入路相比，腹膜后入路具有胃肠道干扰少、术后肠道功能恢复快、手术时间及住院时间较短[27]。但两者在并发症、术中转开放或根治术、热缺血时间、失血量和病理切缘阳性率之间未见明显差异[28, 29]。

经腹膜后途径机器人辅助腹腔镜下肾部分切除术最主要的问题是操作空间狭小，包括体外穿刺通道建立空间局限及腔内操作空间局限，我们的经验是：①尽量建立大的腹膜后腔隙，可以用自制气囊预先扩张至 800～1000ml 以上，充分推开腹膜；②机器人 1 号臂或第 2 号臂穿刺孔与镜头穿刺孔距离保持在 8cm 以上，不要使镜头孔 Trocar 和两个金属 Trocar 三点在一直线上；③对于肾下极肿瘤，上述 3 个穿刺点适当整体下移，必要时镜头孔可紧贴髂嵴上方穿刺；④需要充分清理腹膜外脂肪组织，不仅可以扩大腔内操作空间，而且可以清晰解剖定位，避免术中腹膜损伤。在整个手术过程中，需要充分利用辅助孔的协助，使术野保持宽敞、清晰。

在临床实践中，凭借机器人手术平台的优势，适应证在不断摸索中扩大。其中肿瘤直径并不作为绝对参考因素，根据 R. E. N. A. L. 评分等评估体系的综合评价，机器人辅助腹腔镜下肾部分切除术逐步应用于 T_2 期、完全内生性肾肿瘤、肾门部肿瘤和多发性肾肿瘤等相对复杂的病例[30-32]。经过术前仔细的病情分析，考虑到该患者肿瘤位于左肾背侧，我们为该患者制定了经腹膜后入路机器人辅助腹腔镜下肾部分切术，充分保留了肾单位，取得了满意的治疗效果。

参 考 文 献

［1］那彦群，叶章群，孙颖浩，等. 中国泌尿外科疾病诊断治疗指南［M］. 北京：人民卫生出版社，2013，1

［2］Ljungberg B, Bensalah K, Canfield S, et al. EAU guidelines on renal cell carcinoma：2014 update. Eur Urol, 2015, 67(5)：913 – 924

［3］Ferlay J, Steliarovafoucher E, Lortettieulent J, et al. Cancer incidence and mortality patterns in Europe：estimates for 40 countries in 2012. European Journal of Cancer, 2015, 51(9)：1201 – 1202

［4］Bergström A, Hsieh CC, Lindblad P, et al. Obesity and renal cell cancer – a quantitative review. Br J Cancer, 2002, 168(2)：984 – 990

［5］Clague J, Lin J, Cassidy A, et al. Family history and risk of renal cell carcinoma：results from a case – control study and systematic meta – analysis. Cancer Epidemiology Biomarkers & Prevention, 2015, 18(18)：801 – 807

［6］Choueiri TK, Je Y, Cho E. Analgesic use and the risk of kidney cancer：A meta – analysis of epidemiologic studies. International Journal of Cancer, 2014, 134(2)：384 – 396

［7］Liu B, Mao Q, Wang X, et al. Cruciferous vegetables consumption and risk of renal cell carcinoma：a meta – analysis. Nutrition & Cancer, 2013, 65(5)：668 – 676

［8］Cheungpasitporn W, Thongprayoon C, O'Corragain OA, et al. The Risk of Kidney Cancer in Patients with Kidney Stones：A Systematic Review and Meta – analysis. Qjm Monthly Journal of the Association of Physicians, 2015, 108(3)：205 – 212

［9］Macleod LC, Hotaling JM, Wright JL, et al. Risk factors for renal cell carcinoma in the VITAL study. Journal of Urology, 2013, 190(5)：1657 – 1661

［10］Keegan KA, Schupp CW, Chamie K, et al. Histopathology of surgically treated renal cell carcinoma：survival differences by subtype and stage. Journal of Urology, 2012, 188(2)：391 – 397

［11］Volpe A, Novara G, Antonelli A, et al. Chromophobe renal cell carcinoma(RCC)：oncological outcomes and prognostic factors in a large multicentre series. BJU International, 2012, 110(1)：76 – 83

［12］Van PH, Da PL, Albrecht W, et al. A prospective, randomised EORTC intergroup phase 3 study comparing the oncologic outcome of elective nephron – sparing surgery and radical nephrectomy for low – stage renal cell carcinoma. European Urology, 2007, 51(6)：1606 – 1615

［13］Winfield HN, Donovan JF, Lund GO, et al. Laparoscopic partial nephrectomy：initial experience and comparison to the open surgical approach. J Urol, 1995, 153(5)：1409 – 1414

［14］Kieran K, Montgomery JS, Daignault S, et al. Comparison of intraoperative parameters and perioperative complications of retroperitoneal and transperitoneal approaches to laparoscopic partial nephrectomy：support for a retroperitoneal approach in selected patients. J Endourol, 2007, 21(7)：754 – 759

［15］董隽，高江平，徐阿祥，等. 后腹腔镜保留肾单位手术26例报告［J］. 临床泌尿外科杂志，2007，22(3)：165 – 168

［16］嵇武，胡新勇，黎介寿. 手术机器人的应用进展与前景展望［D］. 医学研究生学报，2010，23(9)：994 – 998

[17] Jayson M, Sanders H. Increased incidence of serendipitously discovered renal cell carcinoma. Urology, 1998, 51(2): 203 – 205

[18] Israel GM, Bosniak MA. How I do it: evaluating renal masses. Radiology, 2005, 236(2): 441

[19] Maclennan S, Imamura M, Lapitan MC, et al. Systematic review of perioperative and quality – of – life outcomes following surgical management of localised renal cancer. European Urology, 2012, 62 (6): 1097 – 1117

[20] Gratzke C, Seitz M, Bayrle F, et al. Quality of life and perioperative outcomes after retroperitoneoscopic radical nephrectomy(RN), open RN and nephron – sparing surgery in patients with renal cell carcinoma. BJU International, 2009, 104(4): 470 – 475

[21] Shekarriz B, Upadhyay J, Shekarriz H, et al. Comparison of costs and complications of radical and partial nephrectomy for treatment of localized renal cell carcinoma. Urology, 2002, 59(2): 211 – 215

[22] Gill I S, Kavoussi L R, Lane B R, et al. Comparison of 1, 800 laparoscopic and open partial nephrectomies for single renal tumors. Journal of Urology, 2007, 178(1): 41 – 46

[23] Marszalekab M, Polajnar M, Rauchenwald M, et al. Laparoscopic and Open Partial Nephrectomy: A Matched – Pair Comparison of 200 Patients. European Urology, 2009, 55(5): 1171 – 1178

[24] Muramaki M, Miyake H, Sakai I, et al. Prognostic Factors Influencing Postoperative Development of Chronic Kidney Disease in Patients with Small Renal Tumors who Underwent Partial Nephrectomy. Current Urology, 2012, 6(3): 129 – 135

[25] Masson – Lecomte A, Yates DR, Hupertan V, et al. A prospective comparison of the pathologic and surgical outcomes obtained after elective treatment of renal cell carcinoma by open or robot – assisted partial nephrectomy. Urologic Oncology Seminars & Original Investigations, 2013, 31(6): 924 – 929

[26] Choi JE, You JH, Kim DK, et al. Comparison of perioperative outcomes between robotic and laparoscopic partial nephrectomy: a systematic review and meta – analysis. European Urology, 2015, 67(5): 891 – 901

[27] Fan X, Xu K, Lin T, et al. Comparison of transperitoneal and retroperitoneal laparoscopic nephrectomy for renal cell carcinoma: a systematic review and meta – analysis. BJU International, 2013, 111(4): 611

[28] Xia L, Zhang X, Wang X, et al. Transperitoneal versus retroperitoneal robot – assisted partial nephrectomy: a systematic review and meta – analysis. International Journal of Surgery, 2016, 30: 109 – 115

[29] 汤昊, 张征宇, 周文泉, 等. 经腹与腹膜后入路机器人辅助腹腔镜肾部分切除术治疗早期肾癌的比较[J]. 临床肿瘤学杂志, 2015, 20(12): 1128 – 1131

[30] Bani – Hani AH, Leibovich BC, Lohse CM, et al. Associations with contralateral recurrence following nephrectomy for renal cell carcinoma using a cohort of 2, 352 patients. Journal of Urology, 2005, 173(2): 391 – 394

[31] Campbell SC, Novick AC, Belldegrun A, et al. Guideline for management of the clinical T_1 renal mass. Journal of Urology, 2009, 182(4): 1271 – 1279

[32] 黄双, 吕香君, 张旭. 机器人辅助后腹腔镜肾部分切除术(附21例报道)[J]. 微创泌尿外科杂志, 2015, 4(3): 129 – 132

（薛建新　周　翔　杨　杰　王尚乾　史又文　王增军）

经典案例十

腹膜后入路单孔肾门部肿瘤剜除术

导读：肾癌是起源于肾实质泌尿小管上皮系统的恶性肿瘤，又称肾腺癌，占肾恶性肿瘤的80%~90%。据调查，肾癌在我国泌尿生殖系统肿瘤中占第二位，仅次于膀胱肿瘤，占成人恶性肿瘤的2%~3%，且肾癌发病率有逐年上升趋势，应引起重视[1]。种族与肾癌的发病率和生存率相关，研究发现，黑种人相对于白种人、西班牙人和亚洲人的发病率更高、生存率更低，但是局限性肾癌更多，且黑种人比其他种族患者的平均诊断年龄低。另外，亚洲人较其他种族的发病率更低、生存率更高。男性发病率大约是女性的2倍，且生存率更低[2]。肾肿瘤病因至今尚不明确，流行病学家曾进行过大量的调查，发现以下因素可能与肾肿瘤发病有关：吸烟、肥胖、职业、经济文化背景、高血压、输血史、糖尿病、放射、药物、利尿剂、饮酒、食物、家族史等[3]。

随着影像学诊断技术的快速发展和人们健康意识的逐步提高，小肾癌在新发肾癌中所占比例越来越高，使得肾癌的治疗方式发生了很大改变，肾部分切除术已经基本取代根治性肾切除术成为早期肾癌手术治疗的主要术式。循证医学研究结果表明保留肾单位手术(nephron – sparing surgery，NSS)是早期局限性，尤其是T_{1a}期(最大径<4cm)肾肿瘤治疗的金标准，可以达到与根治性肾切除术相当的肿瘤学效果，同时可以显著降低术后中远期慢性肾功能不全的发生率[4-5]。腹腔镜手术的广泛开展使得泌尿外科进入了微创手术时代，对于早期肾癌，越来越趋向于首选腹腔镜下肾部分切除。腹腔镜与开放性肾部分切除术在手术并发症、术中肾热缺血时间、手术切缘阳性率及术后肿瘤复发等方面无明显差异，而腹腔镜手术在术中出血量、术后住院时间方面优于开放手术[6]。

单孔腹腔镜技术是微创泌尿外科发展的一个重要分支，自2007年Rane等学者首次报道泌尿外科单孔腹腔镜手术以来，该技术凭借其在术后疼痛、切口美观及患者满意度等方面的优势，已被广泛地应用于泌尿外科手术中[7]。但是，单孔腹腔镜手术中器械相互干扰及操作角度小等问题明显增加了手术难度和风险。"达·芬奇"机器人手术系统具有七个自由度的灵巧腕式运动，能部分克服传统单孔腹腔镜手术操作中的技术难题。"达·芬奇"机器人手术系统的应用扩大了腹腔镜下肾部分切除术的临床适应证，提高了临床疗效。我们在积累了丰富的"达·芬奇"机器人操作经验及单孔腹腔镜手术经验的基础上,开展了单孔多通道机器人辅助后腹腔镜肾部分切除术,探讨该手术的可行性和安全性。
【关键词】肾门部肿瘤;肾部分切除术;单孔腹腔镜;机器人手术

1 病案资料

患者赵××,58岁,江苏南京人,戏剧演员。患者2周前单位体检B超提示右肾占位,大小约3.7cm×3.6cm。后进一步至我院就诊,查中下腹CT平扫+增强提示右肾占位,RCC可能性大(图10-1)。于江苏省人民医院王增军教授门诊就诊,经过仔细阅读及分析影像学资料后,王增军教授认为肿瘤位于肾门部,紧邻肾门血管,手术难度较大。为进一步治疗,门诊拟"右肾肿瘤"收住入院。病程中患者无明显无畏寒、发热,无腹痛、腹泻,无胸闷、气喘,无尿频、尿急、尿痛,无肉眼血尿,大便正常,近期体重无明显改变。

患者否认"高血压、糖尿病、冠心病"等慢性疾病病史。否认"肝炎、结核"等传染病史。否认外伤、手术史。无吸烟酗酒等不良病史。否认家族遗传病史。

专科查体:发育正常,营养良好,腹部未见明显膨隆,全腹软,未及明显包块,无压痛及反跳痛,双肾区无明显叩痛,腰部未触及明显包块。

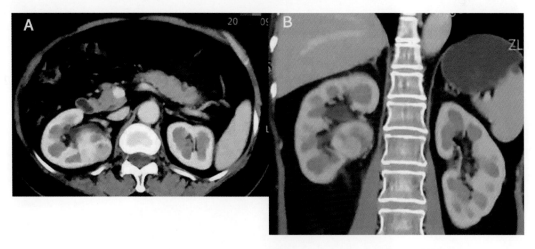

图10-1 患者术前增强CT扫描示:右肾背侧肾门部占位,肿瘤不均质增强明显

2 病情分析及治疗方案

该中年女性患者,因体检发现右肾肿物,无特殊病史,结合CT平扫+增强提示该占位恶性可能大。该肿瘤为外生型,T_{1a}期,位于肾门部背侧,毗邻肾门血管(图10-1),手术风险大。应选择经后腹腔途径,便于良好暴露肿瘤及肾门部结构。同时患者为戏剧演员,经济上无压力,有强烈保肾愿望,且要求尽量减少术后瘢痕,达到尽可能满意的术后美容效果。经科室治疗组讨论决定行经腹膜后入路机器人单孔腹腔镜肾部分剜除术,以达到彻底切除肿瘤的同时最大限度为患者保留正常肾单位,且满足患者术后美容效果的要求。

3 手术步骤及要点

(1)患者术中体位选择及Trocar分布:全麻后患者取完全90°健侧卧位,升高腰桥。

于右侧腋中线肋缘下 2cm 处做一长度为 4.0cm 皮肤切口,手指分离进入腹膜后间隙,置入自制气囊充气约 800ml,以适合单孔多通道套管置入并保持较好的气密性。按使用说明置入单孔多通道装置。连接气腹机,以 15mmHg(1mmHg=0.133kPa)压力持续充气,充气满意后置入 12mm 机器人镜头套管,直视下依次置入 1 号臂和 2 号臂 8mm 机器人手术专用金属 Trocar 及 12mm 辅助 Trocar,装配机械臂,其后置入各相应操作器械(图 10 - 2)。

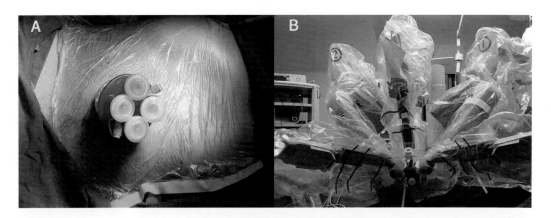

图 10 - 2　术中机器人单孔腹腔镜通道放置位置(A)及机械臂套管在单孔通道上的分布情况(B)

(2)显露肾周筋膜:沿腹膜后间隙充分游离腹膜外脂肪,暴露出肾周筋膜及后腹膜。

(3)分离肾门血管:打开肾周筋膜,充分游离肾周脂肪,暴露肾门区域,钝性及锐性分离,游离出肾动脉主干。注意在充分游离肾动脉主干时,应避免损伤肾静脉分支(图 10 - 3)。

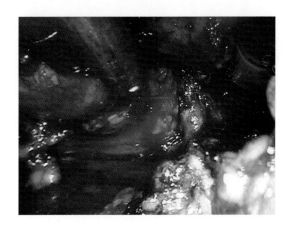

图 10 - 3　术中游离肾动脉

(4)暴露肾肿瘤:在肾周筋膜内用钝性结合锐性分离的方法充分游离肾肿瘤,暴露出肾肿瘤和正常肾皮质界线,清理肾脏肿瘤周围的脂肪组织,以能完整切除肿瘤后便于良好缝合为度(图 10 -4)。注意:在行肿瘤剥离切除时,避免损伤到肾动脉及肾静脉的主干及分支。

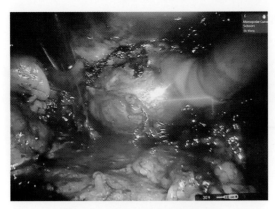

图 10 - 4　术中充分暴露肾肿瘤

（5）肿瘤剜除及创面缝合：在肾动脉主干良好暴露的前提下，以血管阻断夹阻断肾动脉（图 10 -5），可见阻断部分肾实质颜色与未阻断部分对比鲜明。随后沿肾脏肿瘤包膜，以机器人 1 号臂电剪在电凝下予以完整剜除，因术中阻断确切，出血量少。后用 2 -0 Vloc 倒刺线连续锁边缝合关闭肾脏肿瘤剜除后创面，松开血管阻断夹，肾脏血流恢复，创面无明显出血及渗出（图 10 -6）。

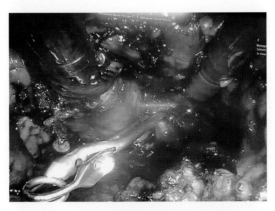

图 10 - 5　术中暂时性阻断肾动脉主干

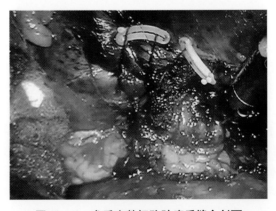

图 10 - 6　术后完整切除肿瘤后缝合创面

（6）缝合皮肤切口：在确定无明显渗血后，在肾窝旁留置腹腔引流管一根，逐层关闭皮肤切口，最外层皮肤以5－0薇乔线行皮内缝合（图10－7）。

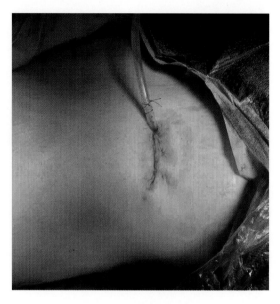

图10－7　术后皮肤切口

4　手术结果及随访

手术总时长约75分钟，术中肾动脉阻断（热缺血）时间为21分钟，出血150ml，术中及术后未出现并发症。术后第2天拔除导尿管；留置肾周引流管术后第1天引流量为25ml，术后第2天引流20ml，予以拔除。术后第2天恢复半流饮食。术后绝对卧床4天出院，嘱其1个月内勿剧烈活动。术后常规病理提示：右肾透明细胞Ⅱ级。术后患者3个月行血常规、尿常规、血沉，以及生化检查未见明显异常，泌尿系统B超检查未见肾周血肿或肿瘤复发，右侧腰部手术切口愈合良好，手术瘢痕已不明显；继续随访至6个月，增强CT检查未见肿瘤复发。

5　讨论

肾部分切除术是小肾癌治疗金标准，其长期疗效与肾脏根治性切除术基本一致[8]。由于保留了更多的肾单位，远期发生慢性肾功能不全及心血管疾病概率降低，有报道指出肾部分切除术长期疗效甚至优于根治性肾切除术[9]，因此局限性肾癌只要技术上可行，应首选肾部分切除术。肾门部肿瘤由于靠近肾脏主干血管及集合系统，手术难度大，术中肾动脉阻断时间长，术后出血及尿漏等并发症发生率高，有再次手术止血甚至切除患肾可能，部分患者则接受了过度的根治性肾切除术[10]。随着腹腔镜器械及技术改进，腹腔镜肾部分切除术治疗肾门部肿瘤逐渐增多。自2004年Gettman[11]等人开展了首例"达·芬奇"机器人辅助腹腔镜下保留肾单位手术（RAPN）以来，RAPN因其更精细、更安全的优越性，已经被国内外许多中心应用于临床，对肾门肿瘤采用RAPN也有大量报道[12-16]。

该患者肾肿瘤位于肾门部,比肾脏其他部位肿瘤处理难度大。尽管机器人辅助腹腔镜经腹路径几乎适用于所有部位肾脏肿瘤,但对于肾脏背侧肿瘤,经后腹腔路径不仅可降低手术难度,减少手术时间,手术操作也更加便利。该患者肿瘤位于肾脏背侧肾门部,因此,我们选择了后腹腔路径。为完整切除肿瘤,降低切缘阳性率,我们首先去除肿瘤周边过多的脂肪组织,用机器人1号臂电剪勾勒出切除范围,沿肿瘤包膜表面分离切除,保证肿瘤包膜完整性。肾门部肿瘤切除后,创面基底部与肾脏主干血管及集合系统相邻紧密,为避免损伤或误扎肾门部重要解剖结构,传统以倒刺线分两层缝合肿瘤创面的方法已不适用,我们采用全层连续锁边缝合,由外向里进针连续缝合创面周边肾实质止血,该方法操作时间短、缝合止血确切、组织对合平整、避免了肾门部深部解剖结构的损伤。

新一代基于"达·芬奇"机器人手术系统的单孔腹腔镜手术平台有效减少了体内外器械的碰撞,并通过程序编码实现:机械臂交叉操作时,右手控制右侧术野、左手控制左侧术野的正常人机工程学效果。目前,对于机器人单孔腹腔镜手术,国外仅有肾盂输尿管成形及胆囊切除术的初步报道[17-18],在国内有用于肾囊肿去顶减压术及肾动脉无需阻断的肾部分切除报道[19,20]。本研究报道了机器人单孔腹腔镜技术应用于肾门部肿瘤的剜除手术,我们为该患者选择这一术式是基于以下考虑:①我们前期在机器人辅助腹腔镜下肾部分切除术方面积累了丰富的临床操作经验(约450例),是国内完成复杂性肾肿瘤机器人辅助腹腔镜下肾部分切除术较多的单位之一;②我们已常规开展传统单孔腹腔镜下肾部分切除术及3D单孔腔镜下肾切除术(约50例);③该患者虽然为肾门肿瘤,但体积相对较小(<4cm)、属背侧外生型肿瘤,多数情况下可以通过阻断肾动脉主干即可完成肿瘤的切除和重建,肾功能损伤小,且取出标本时也无需延长切口,患者受益可以得到最大化;④患者为演员,有腹部手术切口美容要求。

新一代单孔专用全层硅胶填充套管内置4个操作通道,该设计符合了最佳操作三角,保证了良好的气密性,同时具有充分的延展性,明显减少了体内外器械的相互干扰,又能很好地适应机械臂远距离中心点运动的特点,避免了对腹壁结构的高张力持续牵拉,实现了更加微创的目的。但是该通道的空间层叠关系可能尚需进一步改进,辅助通道位于窥镜通道上方,操作中助手受到镜头臂干扰明显,且只有一个辅助孔可用,我们在肾动脉分支阻断时不得不将镜头臂卸下,手持镜头后完成阻断。今后,"达·芬奇"操作系统和具有末端腕式运动功能的半钢性可弯曲机器人器械有望克服上述难题。

综上所述,该案例通过在严格把握临床适应证的前提下,将单通道"达·芬奇"机器人手术成功应用于肾门部肿瘤剜除术,是一次可贵的尝试。

参 考 文 献

[1] 马建辉,李鸣,那彦群,等. 中国部分市县肾癌及泌尿系其他恶性肿瘤发病趋势比较研究[J]. 中华泌尿外科杂志,2009,30(8):511-514

［2］Stafford HS, Saltzstein SL, Shimasaki S, et al. Racial/ethnic and gender disparities in renal cell carcinoma incidence and survival. J Urol, 2008, 179(5): 1704 – 1708

［3］顾方六. 肾癌病因学[J]. 实用肿瘤杂志, 2002, 15(1): 1 – 3

［4］Scosyrev E, Messing EM, Sylvester R, et al. Renal function after nephron – sparing surgery versus radical nephrectomy: results from EORTC randomized trial 30904. Eur Urol, 2014, 65: 372 – 377

［5］MacLennan S, Imamura M, Lapitan MC, et al. Systematic review of oncological outcomes following surgical management of localised renal cancer. Eur Urol, 2012, 61(5): 972 – 993

［6］罗照, 王德林, 盛夏, 等. 腹腔镜与开放性肾部分切除术临床疗效比较的 Meta 分析[J]. 中华泌尿外科杂志, 2013, 34(6): 444 – 447

［7］Symes A, Rane A. Urological applications of single – site laparoscopic surgery. J Minim Access Surg, 2011, 7(1): 90 – 95

［8］Motzer RJ, Jonasch El, Agarwal N, et al. Kidney cancer, version 3. 2015. J Natl Compr Canc Netw, 2015, 13(2): 151 – 159

［9］Gill IS, Kavoussi LR, Lane BR, et al. Comparison of 1800 laparoscopic and open partial nephrectomies for single renal tumors. J Urol, 2007, 178(1): 41 – 46

［10］Shikanov S, Lifshitz DA, Deklaj T, et al. Laparoscopic partial nephrectomy for technically challenging tumours. BJU Int, 2010, 106(1): 91 – 94

［11］Gettman MT, Blute ML, Chow GK, et al. Robotic – assisted laparoscopic partial nephrectomy: technique and initial clinical experience with DaVinci robotic system. Urology, 2004, 64(5): 914 – 918

［12］Khalifeh A, Autorino R, Hillyer SP, et al. V – hilar suture renorrhaphy during robotic partial nephrectomy for renal hilartumors: preliminary outcomes of a novel surgieal technique. Urology, 2012, 80(2): 466 – 471

［13］Dulabon LM, Kaouk JH, Haber GP, et al. Multi – institutional analysis of robotic partial nephrectomy for hilar versus nonhilar lesions in 446 consecutive cases. Eur Urol, 2011, 59(3): 325 – 330

［14］Rogers CG, Metwalli A, Blatt AM, et al. Robotic partial nephrectomy for renal hilar tumors: a multi – institutional analysis. J Urol, 2008, 180(6): 2353 – 2356

［15］Eyraud R, Long JA, Snow – Lisy D, et al. Robot – assisted partial nephrectomy for hilar tumors: perioperative outcomes. Urology, 2012, 80(6): 1246 – 1252

［16］蒋国松, 李文成, 陈朝晖, 等, 肾肿瘤内生型生长特性对机器人辅助腹腔镜下肾部分切除术近期疗效的影响[J]. 中华泌尿外科杂志, 2017, 38: 166 – 169

［17］Buffi NM, Lughezzani G, Fossati N, et al. Robot – assisted, single – site, dismembered pyeloplasty for ureteropelvic junction obstruction with the new da Vinci platform: a stage 2a study. Eur Urol, 2015, 67(1): 151 – 156

［18］Kroh M, El – Hayek K, Rosenblatt S, et al. First human surgery with a novel single – port robotic system: cholecystectomy using the da Vinci Single – Site platform. Surg Endosc, 2011, 25(11): 3566 – 3573

［19］马鑫, 张旭, 董隽, 等. 机器人辅助经脐单孔腹腔镜肾囊肿去顶减压术 3 例报告[J]. 微创泌尿外科杂志, 2014, 3: 8 – 11

［20］吴震杰, 刘冰, 王坚超, 等. 机器人单孔腹腔镜下零缺血肾部分切除术的初步应用经验[J]. 中华泌尿外科杂志, 2017, 38(7): 498 – 501

（杨 杰 夏佳东 唐 敏 徐 兵 秦 远 宋宁宏）

经典案例十一

全机器人腹腔镜下根治性膀胱切除 +
原位回肠新膀胱术

导读：膀胱癌是目前最常见的泌尿系统恶性肿瘤，发病率在各恶性肿瘤中居第 11 位，在世界范围内，每年大约有 15 万人死于膀胱癌[1]。较为明显的致病因素是吸烟和长期接触工业化学用品，30% ~50% 的膀胱癌由吸烟引起，既往吸烟者患病风险是非吸烟者的 2.2 倍，戒烟可改善膀胱癌患者的预后，50 岁前戒烟甚至可降低一半的患癌风险[2-4]，其他的致病因素还包括慢性感染（细菌、血吸虫及 HPV 等）及酗酒等[5,6]。膀胱癌也是我国发病率和死亡率最高的泌尿生殖系统肿瘤，男性发病率约为 7.3/10 万，女性发病率约为 2.0/10 万，而且中国膀胱癌的发病率正呈逐年增长的趋势[7]。在膀胱癌中，25% ~30% 的患者确诊时已发生肌层浸润，而 30% ~40% 的肌层浸润性膀胱癌患者已发生远处转移[8]；故肌层浸润性膀胱癌危害大，成为临床亟待解决的难题。

目前，普遍认为根治性膀胱全切除术 + 盆腔淋巴结清扫，同时行尿流改道术是治疗肌层浸润性膀胱癌的首选治疗方案[9]，而尿流改道无标准治疗方案，有原位新膀胱、回肠通道、经皮输尿管造口等几种术式可供选择。膀胱根治性切除 + 原位新膀胱术作为肌层浸润性膀胱癌的治疗术式，已在近年来被越来越广泛地开展，其良好的肿瘤学疗效和满意的术后生活质量已被明确证实[10]。但由于其手术步骤多，操作较为复杂，术后并发症发生率高等原因，而导致其普及率相对较低。

随着机器人辅助腹腔镜根治性膀胱切除术（robotic assisted laparoscopic radical cystectomy，RALRP）经验的累积，这种术式的优势逐渐得到体现。在膀胱切除之后，尿流改道可以在体外（extracorporeal urinary diversion，ECUD）或体内（intracorporeal urinary diversion，ICUD）完成[11-13]。"达·芬奇"机器人系统所具备的高清放大、稳定操作、高度灵活等优点，其在体内尿流改道的操作中较单纯腹腔镜具有明显优势。尽管如此，由于操作难度大，手术时间长，目前大多数 RALRP 原位新膀胱术的相关报道仍然是通过体外完成；而完全性 ICUD 技术要求极高，国内外报道不多[13-15]。鉴于此，我们在借鉴多年的全腹腔镜下根治性膀胱切除 + 回肠原位膀胱术经验的基础上，进行总结及技术移植；

尝试进行了机器人辅助腹腔镜下根治性膀胱切除术＋回肠原位新膀胱术；以期降低患者术中、术后并发症，从而提高患者术后生活质量及远期预后。

【关键词】膀胱肿瘤；根治性膀胱切除术；原位新膀胱术；机器人手术

1 病案资料

患者胡××，男，63岁，退休教师，已婚已育。患者于2012年出现肉眼血尿症状，于当地医院行膀胱镜检查提示：膀胱肿瘤，并行膀胱肿瘤电切术，术后病理不详。术后规律表柔比星灌注化疗，并定期行膀胱镜检，3年未见明显异常。其后，患者未予重视，直至2017年10月患者再次发现肉眼血尿，全程呈洗肉水样，无明显尿频、尿急、尿痛，无排尿障碍。急于当地医院就诊，查泌尿系B超及CT均提示：膀胱内多发占位，较大者约33mm×28mm，膀胱壁增厚明显（图11－1）；遂住院行诊断性电切治疗。术中见：膀胱内两侧壁、三角区多发性乳头状新生物，基底较宽（图11－2），完全切除困难，遂行姑息性电切；手术后病理提示：尿路上皮癌Ⅲ级，浸润膀胱浅肌层。为求进一步治疗，来我院就诊。

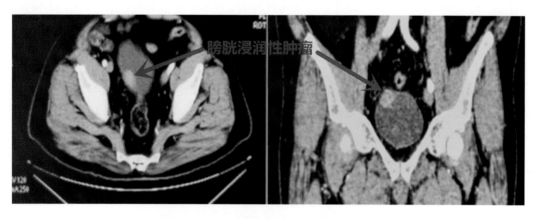

图11－1 CT示膀胱内多发性浸润性肿瘤

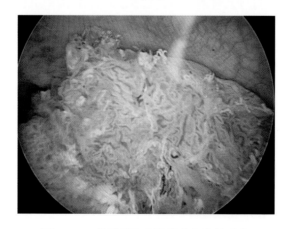

图11－2 膀胱镜下示膀胱内多发性肿瘤

既往病史：患者有"高血压"病史十余年，口服"硝苯地平"控制良好，有"糖尿病"史五年余，口服"格列齐特"控制尚可，否认"冠心病、慢性支气管炎"等其他慢性病史；6年前当地医院行 TURBT 术，否认其他手术史。有吸烟史 30 余年，15 支/天；有饮酒史 30余年，3~4 两/天；否认长期接触工业化学用品，否认"血吸虫"等传染病史；否认冶游及尖锐湿疣等性病史。既往家族中无类似病史。

专科查体：双肾区无明显叩击痛，输尿管径路无压痛，膀胱区无明显膨隆，无压痛，外生殖器未见明显异常。直肠指诊：前列腺 Ⅱ°增大，质韧，中央沟变浅，未触及明显结节，指套无染血。

2 病情分析及治疗方案

该男性患者，63 岁，有吸烟及酗酒史均大于 30 年，考虑为其发生膀胱癌的主要诱因。2012 年发生膀胱癌后虽规律行膀胱灌注化疗及膀胱镜检查，但至 2015 年后再未予重视，使患者失去膀胱癌复发后早期诊断及电切的机会。本次肿瘤较大且病理提示：尿路上皮癌Ⅲ级，浸润膀胱浅肌层，属于肌层浸润性膀胱癌，分期分级：$T_{2a}N_xM_xG_3$，膀胱镜检未见尿道累及。患者既往虽有"高血压""糖尿病"等慢性病史，但病情控制良好，预期寿命大于 10 年。术前查肾功能正常，影像学检查无远处转移证据，膀胱颈三角区及后尿道肿瘤未累及，结合患者年龄及生活质量要求，我们决定给予患者行机器人辅助腹腔镜下根治性膀胱全切除 + 回肠原位膀胱术。术后根据病理情况，必要时辅以全身化疗。

3 手术步骤及要点

机器人辅助腹腔镜下根治性膀胱切除 + 回肠原位膀胱术。

（1）手术前准备：术前患者均行常规检查，有合并症的患者预先进行相应处理。术前 3 天开始口服肠道抗生素，进食半流饮食，行肠道准备；术前 1 天禁食，同时静脉补充营养；术前晚、术晨清洁灌肠，行全肠道灌洗。

（2）体位选择及 Trocar 分布：麻醉成功后，患者取平卧位，双下肢分开。于脐上双巾钳提起皮肤及皮下组织，切开 1.5cm，置入气腹针，建立气腹，压力维持在 15mmHg 左右，置入 12mm 机器人观察 Trocar；再于脐下垂直 2~3cm、水平距离观察孔左右侧至少各 8cm（约 4 横指，双侧腹直肌旁）处，切开皮肤 1.0cm，在观察镜引导下分别置入机器人专用 Trocar（1 号、2 号机械臂孔）；平脐距观察孔左侧约 4cm 处切开，置入 12mm Trocar（第一辅助孔），于脐下垂直约 1cm 与左腋前线交点处切开，置入 12mm Trocar（第二辅助孔）（图 11 – 3）。患者取 30°头低脚高位，调整好机器人床旁机械臂系统，由患者两腿之间进入，保证镜头孔与操作区域的连线与中心柱处于同一平面，连接并固定好镜头及各机械臂 Trocar。1 号、2 号臂分别连接单极弯剪、双极钳等操作器械；通道完全建立后，取出镜头，更换镜位为向下 30°。笔者认为：3 号机械臂的使用可以根据手术需要决定，对于本术式，双机械臂 + 双辅助孔已经足够术中使用；如果使用 3 号机械臂，可将其置入 2 号辅助孔的对侧。

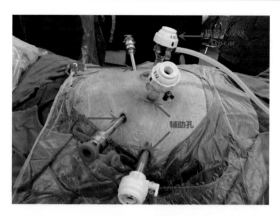

图 11 - 3 术中机器人和辅助孔 Trocar 分布

（3）游离双侧输尿管 + 盆腔淋巴结清扫：于双侧髂总动脉分叉处找到输尿管，分别向下游离至膀胱壁外，游离时注意保护输尿管周围组织，保护输尿管血供，避免因血供而导致术后输尿管与新回肠膀胱的吻合口发生狭窄，Hem - o - lok 结扎输尿管末端，离断备用（图 11 - 4）。沿髂血管分叉处开始向远端行盆腔淋巴结清扫，常规标准盆腔淋巴结清扫范围包括：髂内、髂外血管组淋巴结，以及闭孔组淋巴结。在靠近神经、血管处宜尽量钝性剥离或应用冷剪刀、双极电钳分离止血，避免造成生殖神经和闭孔神经的热损伤[16]。

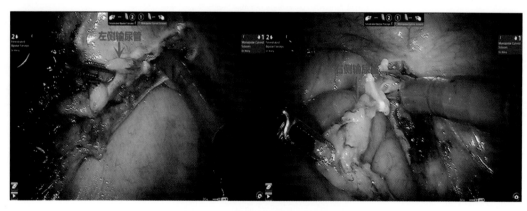

图 11 - 4 游离双侧输尿管并离断

（4）根治性膀胱切除术：沿膀胱直肠陷凹上方腹膜返折线附近寻找双侧输精管，夹闭切断后，沿输精管游离精囊直至与前列腺交汇处，术中注意将精囊和输精管壶腹保留在膀胱上，2 号臂及助手左手向前提起两侧精囊输精管，助手右手可持吸引器下压暴露，单极剪横行剪开 Denonvillier 筋膜，游离 Denonvillier 间隙直至前列腺尖部。于脐正中襞及两侧脐内侧襞做倒"U"形腹膜高位切口，分离膀胱前间隙，打开盆底筋膜，紧贴前列腺用单极剪锐性分离两侧前列腺侧韧带（图 11 - 5），将两侧神经血管束（neurovascular bundle，NVB）从前列腺分离并保留，直至前列腺尖部；分离阴茎背深静脉复合体（dorsal vein complex，DVC），可用 2 - 0 可吸收线或倒刺线做"8"字形缝扎（图 11 - 6）。沿髂内动脉游离出膀胱上动脉,用 Hem – o – lok 夹闭切断;将输精管精囊向前牵拉,仔细辨认并在 Denonvillier 间隙上外侧游离膀胱及前列腺侧韧带,以 Hem – o – lok 或 Endo – GIA 依次结扎并离断,直至前列腺尖部,术中注意尽可能紧贴前列腺包膜进行,以保留 NVB。在已缝扎的 DVC 下方,沿前列腺尖远端切断 DVC 暴露尿道前壁、侧壁和后壁并切断;牵拉前列腺紧贴其后方游离,切断附着在前列腺尖部的直肠尿道肌,完整切除膀胱、前列腺、精囊及输精管。

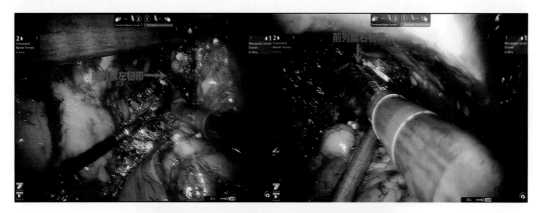

图 11 – 5 分离并离断左、右侧前列腺侧韧带

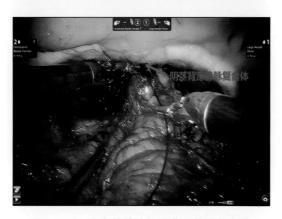

图 11 – 6 分离并缝扎阴茎背深静脉复合体

(5)回肠原位膀胱术:解除机器人操作臂连接,还纳体位至头低脚高 5° ~ 10°,再次连接机器人各操作臂。确认回盲部解剖结构,置入自制 10cm 指示标尺(输尿管导管),距回盲部 15cm,量取长约 45cm 回肠(注意尽可能保留 1 ~ 2 完整肠系膜血管弓),分别于远近端及距离远端 20cm 处以可吸收线缝扎标记。Endo – GIA(强生 EC60 + ECR60W 钉仓)截取肠管及部分肠系膜置于盆底备用(图 11 – 7)。分别于近端及远端肠管开口处以可吸收线缝扎牵引,并切开约 1.5cm 小口,两肠管展平重叠,同时由两切口置入 Endo – GIA 两齿、夹闭切断(注意避免损伤其他肠道),行两肠管侧一侧吻合(图 11 – 8);继续用 Endo – GIA 闭合开放的肠管断端,恢复回肠延续性。术中注意避免使用 maryland 钳及分离钳钳夹肠管,尽量使用肠钳或无损伤钳;对于肠道的吻合,也可选择可吸收线或

者倒刺线缝合，我们一般选择的是强生爱惜捷 1B402 或 1B405 吻合，外加 3 - 0 薇荞浆肌层加强。

于截取回肠输入端保留 5cm 作为 Studer 新膀胱（重建新膀胱术式较多，如"W"形折叠等）输出道，其余肠管折叠成"U"形，可吸收线将回肠输出端缝扎固定于输入端 5cm 处，单极剪于肠管中间延续切开肠壁，吸除肠腔分泌物，2 - 0 可吸收线或倒刺线连续缝合新膀胱后壁（图 11 - 9），将 20cm 标线处提拉至尿道残端，可吸收线或倒刺线将新膀胱前壁缝合固定于尿道残端，呈烟卷样（图 11 - 10）。此处应注意避免吻合口张力过大和肠系膜扭转可能，可先将新膀胱后壁与盆底肌缝合固定数针，吻合时可先缝合数针后再一起提拉。连续缝合新膀胱前壁，于输入端两侧分别切开约 0.5cm 切口，可适当错开，将两侧输尿管末端劈开，5 - 0 可吸收线外内 - 内外连续缝合，将两切口分别与输尿管后壁吻合，当缝合至对侧时打结固定，并植入 F6 双"J"管各一根，继续缝合前壁，关闭吻合口（图 11 - 11）。手术过程中，注意理顺腹腔肠管，避免输尿管张力过大及肠管嵌顿，同时输尿管 - 新膀胱植入时不必过分强求重建抗反流机制，避免术后吻合口狭窄。

确切止血，清点纱布 2 遍无误后，分别于回肠吻合口下方及盆底留置引流管一根，于脐下正中切开约 5cm 取出切除标本；并逐层关闭各切口，留置 F20 三腔导尿管一根。

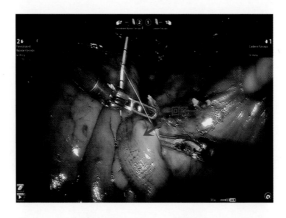

图 11 - 7　距回盲部 15～20cm 截取 40～50cm 回肠

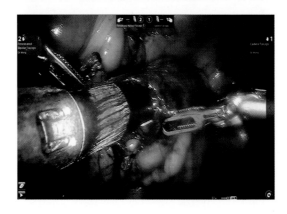

图 11 - 8　肠道侧侧吻合

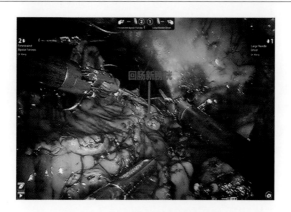

图 11 - 9　构建回肠原位新膀胱

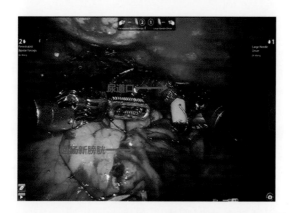

图 11 - 10　尿道口与回肠新膀胱吻合

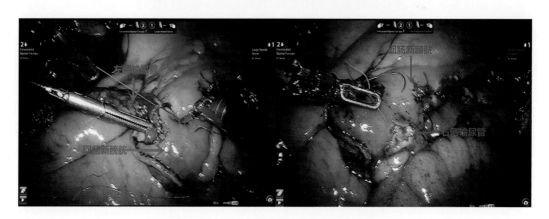

图 11 - 11　左、右侧输尿管再植回肠新膀胱

4　手术结果及随访

手术总时长约 325 分钟，术中未出现并发症，未中转开放，共出血 260ml。术后自第 1 天开始，每天冲洗导尿管 2 次，每次冲洗至回抽无明显肠道分泌物为止。术后第 3 天下地活动，第 4 天肠功能恢复，开始排气；术后第 5 天开始间断进食少量流质，第 8 天开始

进食半流质饮食；术后第 6 天拔除导尿管，确认无明显尿外渗后，第 7 天拔除盆腔引流管；确认无肠瘘后，第 8 天拔除腹腔引流管；6 天盆腔日均引流量 75ml，8 天腹腔日均引流量 30ml；术后共住院 9 天。

术后常规病理提示：膀胱高级别浸润性尿路上皮癌，癌组织浸润膀胱深肌层；双侧输尿管切缘未见癌累及；送检尿道未见癌累及；送检盆腔淋巴结，左侧 0/11，右侧 0/9。免疫组化：膀胱高级别浸润性尿路上皮癌，局灶伴鳞状分化，未见明确脉管内癌栓。术后患者每月来院复查，于术后 2 周开始行改良 GC 方案（吉西他滨 800mg/m^2，顺铂 70mg/m^2）化疗（8 天周期）2 次。术后 1 个月行泌尿系 B 超检查双肾未见明显积水，后拔除双侧输尿管支架管。术后 6 个月行中下腹 CT 检查未见盆腔及腹膜后明显淋巴结肿大，双肾未见明显积水。B 超测残余尿约 75ml。

5 讨论

根治性膀胱全切除 + 盆腔淋巴结清扫，同时行尿流改道，是肌层浸润性膀胱癌的标准治疗；可明显提高浸润性膀胱癌患者生存率，有研究表明其 5 年的肿瘤特异性生存率可以达到 50% ~70%，同时有效避免了肿瘤局部复发和远处转移[9, 17]。其手术指征为：$T_2 ~ T_{4a}$，N_{0-x}，M_0 浸润性膀胱癌，其他还包括高危非肌层浸润性膀胱癌 T_1G_3 肿瘤，BCG 治疗无效的 Tis，反复复发的非肌层浸润性膀胱癌，TURBt 和膀胱灌注无法控制的广泛乳头状病变，膀胱非尿路上皮癌及膀胱挽救性切除等[18]。

尿流改道的术式较多：有原位新膀胱术、回肠通道术、输尿管皮肤造口术等。其中，原位新膀胱术由于不需要腹壁造口，可模拟正常排尿，从而有效地保持了患者术后生活质量和自身形象，而逐渐被各大医疗中心和患者所接受，成为主要的尿流改道术式之一。但原位膀胱患者术后存在诸如：尿失禁/排尿困难、吻合口瘘/狭窄、肾积水、尿路感染、肠梗阻、代谢性疾病等各种近远期并发症[19,20]。这其中以肠吻合口瘘最为严重，急性期常发生于术后 3 天左右，主要是由于术中吻合对位不确切或者牵拉过度导致吻合钉/线松动所致；慢性期常发生于术后 1 周左右，常见于吻合口血供不良，组织坏死，导致继发性肠瘘；所以术后引流管需要留置 1 周以上，并随时注意观察患者腹部体征，当肠瘘发生时需要及时处理。回肠膀胱术后需要床位医生每天冲洗新膀胱，将肠腺分泌物及时冲洗干净，保持导尿管通畅，防止因导尿管堵塞压力增大，引起新膀胱尿瘘/尿外渗。本例患者术后未出现肠瘘及尿外渗等体征，但于术后第 6 天出现一过性发热现象，体温高达 38.7℃，考虑与导尿管堵塞后尿潴留、尿路感染有关，经膀胱冲洗后发热症状明显缓解。另外，回肠原位膀胱术还有 1.5% ~7% 的尿道或新膀胱肿瘤复发的风险，如术前肿瘤侵犯前列腺部尿道则复发风险高达 35%[21]；本例患者于术前先行膀胱镜检查，并取前列腺部尿道组织送活检，明确无肿瘤侵犯后行手术治疗。据此，原位新膀胱尿流改道术应满足以下条件：①尿道完整、外括约肌功能正常者；②未累及上尿路和后尿道，输尿管切缘阴性；③无盆腔淋巴结及远处转移，肠道无病变；④肾功能基本正常［Scr < 150μmol/L，GFR > 50ml/（kg·min）］等。在术式的选择上，我们选择了较为成熟的末端回肠去管化制作的 Studer 新膀胱[22]，此术式需注意，保留的是回肠输入端肠管，顺应肠管蠕动方向，减轻上尿路积水症状。为保证新膀胱足够容量，我们于术中仅保留了长约

5cm 输入端肠管，其余肠管去管化。

由于手术步骤繁琐、手术时间较长且骨盆的解剖空间狭小等原因；根治性膀胱切除术＋尿流改道术的并发症发生率和死亡率均较高，故一直以来都是泌尿外科最复杂的手术之一[17]。腹腔镜外科的发展极大促进了盆腔肿瘤手术的微创化趋势，腹腔镜根治性膀胱切除术已成为目前大型医疗中心的标准手术方式，具有手术创伤小、出血少、术后恢复快、疼痛轻、患者易于接受等诸多优点。但外科实践中发现传统腹腔镜亦存在不足，如二维平面成像缺乏盆腔立体视觉，腹腔镜器械自由度小，传统器械尖部为 1.0 ～ 1.5cm，实施缝合重建等精细操作较为困难，"筷子效应"等。当传统腹腔镜手术在实施根治性膀胱切除术时，因对施术者技术要求较高，学习曲线较长，而难于推广应用[23]。与普通腹腔镜手术相比，"达·芬奇"机器人有其独特的深部及精细操作的技术优势，大大降低了术者的劳动强度，尤其适合在根治性膀胱切除＋尿流改道等复杂、耗时较长且位于骨盆等狭窄空间的手术中应用。术中术者通过三维成像，视觉放大效应，视野清楚，层次感强，可更直观地观察术野，更有助于盆腔手术分离平面解剖清晰化，可容易地完成镜下的分离切割及缝合。具体表现在该术式中，术者可以通过机器人的放大效应和层次感，更有效地去辨别和保护盆腔神经丛、盆底肌，以及重要血管，有效地保护患者术后尿控功能和勃起等性功能[24-26]。机器人系统可过滤震动，增强了手术稳定性；同时器械臂具有仿真手腕功能，可实现所需各种动作的准确定位；机械臂的这种高度灵活性，使其更加适合体腔内精细重建。在原位膀胱尿流改道中，对于回肠新膀胱与尿道残端和双侧输尿管的严密对位吻合等重建性手术步骤，机器人系统较传统腹腔镜优势明显。亦有文献研究表明：机器人辅助腹腔镜手术在膀胱肿瘤切除及淋巴结清扫方面均优于单纯腹腔镜[16,23]。

当然，"达·芬奇"机器人系统的应用也存在一些问题。传统腹腔镜可通过器械将被操作组织触觉信息实时反馈给主刀医师。但目前临床应用的机器人系统尚不具备触觉反馈功能[27]，故无法有效明确肿瘤质地，在脏器牵拉、血管解剖等过程中易因牵拉力量过大造成组织损伤，甚至误操作引起组织破碎。此术式中，术者在清扫盆腔淋巴结时，因为无触觉反馈，故容易因用力过猛导致血管或神经断裂，同时在牵拉肠道时亦容易因牵拉过猛，引起吻合口撕裂；故术者在行此手术前需要有一定手术经验的累积，在手术过程中亦需依靠视觉判断予以辅助，即视觉感知辅助控制机械臂，或称为"视觉力反馈"。另外，行机器人辅助腹腔镜根治性膀胱切除＋回肠原位膀胱术时需要较多的特殊专业器材和仪器设备，要求助手能够掌握器械使用的基本方法、熟练配合操作者，以真正体现该手术的优势。

此外，患者因膀胱癌行膀胱全切除后，接受由回肠重建的储尿囊以替代膀胱，术后须辅以合理而及时的盆底肌训练、排尿训练和生活方式调整并长期随访，以尽快恢复接近正常排尿习惯并提升术后生活质量，实现新膀胱功能长期维护，以期达到"肿瘤控制和生活质量保存"的双重目的[28,29]。而熟悉盆腔血管神经解剖、熟练掌握的机器人手术技术和高效的围术期管理是成功实施的关键和重要保障。已有文献报道，机器人辅助腹腔镜下行完全性体内尿流改道，与体外尿流改道相比可减轻患者术后切口疼痛，预防肠管因长时间暴露于体外引起的功能紊乱及体液丢失等[30,31]。Richards 等[32]认为，机器人辅助腹腔镜根治性膀胱切除术是一种安全、高效的方法，且术后并发症少，患者恢复快，是一个可选取的术式，但由于各种因素及手术费用的制约，只有一些小样本研究，期待更多、更具有代表性和说服力的研究报道，以制订机器人辅助腹腔镜根治性膀胱切除术的规范化诊疗指南。

本研究属于机器人辅助腹腔镜技术开展的初期尝试，与普通腹腔镜相比，我们认为：RALRP + ICUD 手术趋于简单化，利于术者术中掌控及把握，缩短了手术时间，具有很好的可靠性与安全性。"达·芬奇"机器人手术系统不仅能够保证根治性膀胱切除 + 盆腔淋巴结清扫手术的顺利实施，以实现良好的肿瘤控制；并且因为利用了回肠原位膀胱实现尿流改道，可以最大限度地保留盆底重要功能结构，促进患者术后功能恢复；也极大地改善了膀胱癌根治患者术后的生活质量；故值得推广应用。当然，由于开展病例较少，并且仅从手术治疗的层面进行了初步分析与总结，而缺少远期随访资料，故本研究仍需更多的操作经验积累和长期前瞻性对照研究，来全面评估其综合疗效。

参 考 文 献

［1］Siegel RL, Miller KD, Jemal A. Cancer statistics, 2017. CA Cancer J Clin, 2017, 67(1)：7 - 3

［2］Brennan P, Bogillot O, Cordier S, et al. Cigarette smoking and bladder cancer in men：a pooled analysis of 11 case control studies. Int J cancer, 2002, 86(2)：289 - 294

［3］Freedman ND, Silverman DT, Hollenbeck AR, et al. Association between smoking and risk of bladder cancer among men and women. JAMA, 2011, 306(7)：737 - 745

［4］Lotan Y, Daudon M, Bruyère F, et al. Impact of fluid intake in the prevention of urinary system diseases：a brief review. Curr Opin Nephrol Hypertens, 2013, 22 Suppl 1：S1 - 10

［5］Griffiths TRI, Mellon JK. Human papilloma virus and urological tumours：Ⅱ Role in bladder, prostate, renal and testicular cancer. Br J Urol Int, 2000, 85：211 - 217

［6］韩瑞发,潘建刚.中国人群膀胱癌发病因素的 Meta 分析[J].中华泌尿外科杂志,2006,4:243 - 246

［7］温登瑰,单保恩,张思维,等.2003—2007 年中国肿瘤登记地区膀胱癌的发病与死亡分析[J].肿瘤,2012,32(4):256 - 262

［8］Bellmunt J, Petrylak DP. New therapeutic challenges in advanced bladder cancer. Semin Oncol, 2012, 39(5)：598 - 607

［9］Babjuk M, Burger M, Zigeuner R, et al. EAU guidelines on non - muscle - invasive urothelial carcinoma of the bladder：update 2013. Eur Urol, 2013, 64(4)：639 - 653

［10］李绍林,修有成,刘赞.肌层浸润性膀胱癌治疗的研究进展[J].医学综述,2018,24(5):911 - 915

［11］Khan MS, Elhage O, Challacombe B, et al. Long - term outcomes of robot - assisted radical cystectomy for bladder cancer. Eur Urol, 2013, 64(2)：219 - 224

［12］Kader AK, Richards KA, Krane LS, et al. Robot - assisted laparoscopic vs open radical cystectomy：comparison of complications and perioperative oncological outcomes in 200 patients. BJU Int, 2013, 112(4)：E290 - E294

[13] Hosseini A, Ploumidis A, Adding C, et al. Radical surgery for treatment of primary localized bladder amyloidosis: could prostate – sparing robot – assisted cystectomy with intracorporeal urinary diversion be an option? Scand J Urol, 2013, 47(1): 72 – 75

[14] Ahmed K, Khan SA, Hayn MH, et al. Analysis of intracorporeal compared with extracorporeal urinary diversion after robot – assisted radical cystectomy: results from the international robotic cystectomy consortium. Eur Urol, 2014, 65(2): 340 – 347

[15] 何威, 徐兆平, 谢欣, 等. 机器人根治性膀胱切除术加双 U 原位膀胱术治疗肌层浸润性膀胱癌 [J]. 中华腔镜泌尿外科杂志, 2016, 10(6): 383 – 387

[16] 陈光富, 张鹏, 张旭等. 机器人辅助全腹腔镜下根治性膀胱切除加原位回肠新膀胱术[J]. 微创泌尿外科杂志, 2015, 4(5): 257 – 260

[17] Lawrentschuk N, Colombo R, Hakenberg OW, et al. Prevention and management of complications following radical cystectomy for bladder cancer. Eur Urol, 2010, 57(6): 983 – 1001

[18] Clark PE, Hall MC. Contemporary management of the urethra in patients after radical cystectomy for bladder cancer. Urol Clin North Am, 2005, 32(2): 199 – 206

[19] Abol – Enein H, Ghoneim MA, Functional results of orthotopic ideal neobladder with serous – lined extramural ureteral reimplantation: experience with 450 patients. J Urol, 2001, 165: 1427 – 1432

[20] Stein JP, Dunn MD, Quek ML, et al. The orthotopic pouch ideal neobladder: experience with 209 patients. J Urol, 2004, 172: 584 – 587

[21] Stein JP, Clark P, Miranda G, et al. Urethral tumor recurrence following cystectomy and urinary diversion: clinical and pathological characteristics in 768 male patients. J Urol, 2005, 173(4): 1163 – 1168

[22] Studer UE, Burkhard FC, Schumacher M, et al. Twenty years experience with an ideal orthotopic low pressure bladder substitute – lessons to be learned. J Urol, 2006, 176: 161 – 166

[23] 熊玮, 吕骥, 郭璞, 等. 机器人辅助根治性膀胱切除和原位回肠新膀胱术的临床应用[J]. 微创泌尿外科杂志, 2017, 6(5): 261 – 265

[24] 王东, 吴慧敏, 刘竞, 等. 机器人辅助腹腔镜膀胱全切除 + 回肠原位新膀胱术的初步临床体会 [J]. 腹腔镜外科杂志, 2015, 20(1): 68 – 70

[25] Tanaka K, Shiqemura K, Hinata N, et al. Histological evaluation of nerve sparing technique in robotic assisted radical prostatectomy. Indian J Urol, 2014, 30(30): 268 – 272

[26] Tewari AK, Patel ND, Leung RA, et al. Visual cues as a surrogate for tactile feedback during robotic – assisted laparoscopic prostatectomy: posterolateral margin rates in 1340 consecutive patients. BJU Int, 2010, 106(4): 528 – 536

[27] Wedmid A, Llukani E, Lee DL. Future perspectives in robotic surgery. BJU Int, 2011, 108(6b): 1028 – 1036

[28] Chen Z, Lu G, Li X, et al. Better compliance contributes to better nocturnal continence with orthotopicileal neobladder than ileocolonic neobladder after radical cystectomy for bladder cancer. Urology, 2009, 73(4): 838 – 844.

[29] Barapatre YR, Agarwal MM, Mavuduru R, et al. Short – term functional and urodynamic outcome of w – ileal orthotopic neobladder with serosa – lined tunneled uretero – ileal anastomosis. Low Urin Tract Symptoms, 2014, 6(1): 26 – 34

[30] Goh AC, Gill IS, Lee DJ, et al. Robotic intracorporeal orthotopic ileal neobladder: replicating open surgical principles. Eur Urol, 2012, 62(5): 891 – 901

[31] Yuh B, Wilson T, Bochner B, et al. Systematic review and cumulative analysis of oncologic and functional outcomes after robot – assisted radical cystectomy. Eur Urol, 2015, 67(3): 402 – 422

［32］ Richards KA, Kader K, Pettus JA, et al. Does initial learning curve compromise outcomes for robot - assisted radical cystectomy A critical evaluation of the first 60 cases while establishing a robotics program. J Endourol, 2011, 25(9): 1553 - 1558

（秦志强　薛建新　杨　杰　孙　凯　宋宁宏　王增军）

经典案例十二

乳糜尿右肾周淋巴管剥脱术

导读：乳糜尿是泌尿系统的一种顽固性疾病，常见于东南亚国家，是由于肾周淋巴管瘘，导致乳糜进入肾脏、输尿管或膀胱等集合系统而形成，表现为乳白色牛奶样或米汤样尿液[1-2]。根据病因可将乳糜尿分为：寄生虫性与非寄生虫性，以前者多见。寄生虫性乳糜尿又以丝虫病引起的最为常见，其成虫寄生在腹膜后淋巴系统中，长期刺激淋巴组织、成虫死亡后阻塞淋巴管，使淋巴回流受阻，从而使肾脏淋巴系统与集合系统产生病理性交通，引发乳糜尿[3,4]；非寄生虫性乳糜尿包括淋巴管炎、损伤、结核、糖尿病、肿瘤等内部或外部因素破坏淋巴系统所致[5,6]。乳糜尿患者摄入的脂肪、蛋白质多从尿中排出，长期易引起营养不良，同时近一半的淋巴细胞从尿中排出，使淋巴系统的调节作用降低，易引起各种疾病，严重影响患者健康和生活质量[7,8]。

流行病学调查显示：乳糜尿多发生于青壮年男性（86%），其多在劳累、进食高脂饮食或重体力劳动后发作，并以左侧多见[9]。乳糜尿发病本质系各种原因致腹膜后淋巴系统破坏，淋巴循环及流体动力学改变，使肾盂内卷曲的淋巴管出现破裂，淋巴液通过集合系统进入尿液排出所致。除了可能出现乳白色尿液外，还可能会出现其他症状，如：尿频、尿急、血尿、排尿障碍、体重下降等，但是很多情况下患者几乎没有伴随症状[1,7,10]。临床上通常将乳糜尿分为轻度、中度和重度，轻度乳糜尿通常表现为间歇性牛奶样尿液，不伴肾绞痛、乳糜凝块、尿潴留，以及体重减轻；中度乳糜尿通常表现为间歇性或持续性牛奶样尿液，偶有肾绞痛、乳糜凝块，但无尿潴留或体重减轻；重度乳糜尿通常表现为持续性牛奶样尿液，伴肾绞痛、乳糜凝块、尿潴留，伴或不伴有体重减轻，可能导致营养不良、贫血、低蛋白血症等情况发生[8,10,11]。

影像学检查能够帮助诊断，但并不能直接指出病变淋巴管的位置，行淋巴管造影等可发现病变淋巴管，并清晰显示其周围解剖关系[12]。目前，除了保守治疗外，临床治疗方法多样，如显微手术、开放/腹腔镜下肾蒂淋巴管结扎术、体外冲击波治疗等，疗效各有优劣[1]。但手术后复发率较高，效果时常不尽如人意，究其原因主要在于术中肾周淋巴管结扎不完全或存在漏扎的情况，或是将肾门部增粗的淋巴管误认为血管而加以保留。随着机器人手术的普及，国内、外均有机器人辅助腹腔镜下肾周淋巴管剥脱术的报道，但大多数均为个案报道；鉴于此，我们尝试进行了机器人辅助腹腔镜下肾周淋巴管剥脱术，以期利用机器人手术平台视野放大倍数大、机械臂操作灵活的优势，更为精细的结扎、离断肾门部淋巴管，降低术后复发率，达到乳糜尿治疗更为理想的效果。

【关键词】乳糜尿；肾周淋巴管剥脱；机器人辅助腹腔镜手术；丝虫病

1 病案资料

患者唐××，男，53岁，教师，已婚已育。患者自10年前开始无明显诱因下间断出现乳白色尿液；于当地医院就诊，考虑为"尿路感染"，遂予口服抗生素治疗（具体用药不详），但疗效欠佳。近一年来，患者发现尿色发白次数明显增多，稍劳累或者进食油腻食物后症状即加重，时有腰痛不适，并有乳糜块排出。外院行尿乳糜试验提示：阳性。10天前患者再次发现小便成奶白色，并伴有血尿，遂急来我院就诊，门诊拟"乳糜血尿"收住入院。患者病程中无畏寒、发热，无心悸、胸闷，无恶心、呕吐，偶有尿频、尿急、尿痛，无明显排尿障碍。饮食、睡眠可，大便如常，近一年体重减轻5.5kg。

患者既往体健，否认"血吸虫、丝虫"等寄生虫病史，否认特殊疫水接触史，但每年有回家乡农村"插秧劳作"史。否认"高血压、糖尿病"等慢性病史，否认吸烟、酗酒等不良嗜好，否认手术、外伤史，家族中无类似病史。

专科查体：患者消瘦，双肾区叩痛阴性，腰部未扪及明显包块，双侧输尿管径路无深压痛。耻骨上膀胱区无异常隆起及压痛，双下肢及阴囊皮肤未见增厚。直肠指诊：前列腺质韧，中央沟变浅，未触及明显结节，指套无染血。

实验室及器械检查：尿常规：红细胞845.88/μl，白细胞29.42/μl；中段尿细菌培养（-）；尿乳糜定性试验：阳性；CT示：右侧输尿管全程稍扩张，右肾上盏、右侧输尿管局部点状稍高密度影。入院后嘱其进食大量油腻食物条件下，经膀胱镜双侧输尿管插管、收集分侧肾盂尿送尿乳糜实验示：左侧（-），右侧（+）。

2 病情分析及治疗方案

该中年男性患者，否认血吸虫感染史，但每年有回家乡农村"插秧劳作"史。10年前出现乳糜尿症状，后间断反复发作。本次患者再次发作，并伴有血尿及消瘦症状，外院尿乳糜定性试验阳性。经充分的术前检查排除泌尿系其他疾病，考虑乳糜血尿，有明确手术指征。术前再次经尿道膀胱镜插管、收集分侧尿液确定尿乳糜来源于右侧肾输尿管。考虑患者病程较长，症状较重，体重减轻明显，为重度乳糜尿，且患者本人有强烈手术要求，遂决定行机器人辅助腹腔镜下右侧肾周淋巴管剥脱术。

3 手术步骤及要点

机器人辅助腹腔镜下右侧肾周淋巴管剥脱术。

（1）手术前准备：术前患者均行常规检查，必要时可行肾CTA+CTV检查以明确肾门部血管情况，有合并症的患者预先进行相应处理。术前3天开始清淡饮食、忌油腻食物。

（2）体位选择及 Trocar 分布：麻醉成功后，患者取左侧卧位，于脐上右侧双巾钳提起皮肤及皮下组织，切开 1.5cm，置入气腹针，建立气腹，压力维持在 15mmHg 左右，置入 12mm 机器人观察 Trocar，置入摄像系统。于右肋缘下 2cm 与腹直肌外侧缘交界处做一长约 1.2cm 切口，在观察镜引导下置入机器人操作孔金属 Trocar 2（注意与镜头孔及操作孔 1 距离 >8cm）；于右侧髂前上棘内上 3cm 处做一长约 1.2cm 切口，在观察镜引导下置入机器人操作孔金属 Trocar 1（注意与镜头孔及操作孔 2 距离 >8cm）；于下腹部腹直肌外侧缘做一长约 1.5cm 切口，在观察镜引导下置入辅助孔 Trocar 1；于上腹部正中做一长约 1.5cm 切口，在观察镜引导下置入辅助孔 Trocar 2。（具体参见本书分支肾动脉阻断肾部分切除案例图片）

（3）沿 Toldt 线切开右侧侧腹膜游离升结肠右侧，助手钳夹侧腹膜向内牵引，切断肝结肠韧带，将右肾周脂肪囊顶部与肝脏相对分离，并向下继续游离至肾下极，显露肾 Gerota 筋膜。沿右肾背侧打开 Gerota 筋膜及肾周脂肪直达肾脏表面。助手可牵拉腹侧肾周脂肪，将肾脏移位从而显露背侧脂肪，沿肾脏与肾周脂肪间的疏松结缔组织完整剥离，分别达肾上、下极（图 12 - 1）。同法处理腹侧肾周脂肪。为防止术后肾下垂，术中可保留肾上极少量纤维结缔组织固定肾脏。注意：由于乳糜尿患者一般合并有肾周围炎，肾周粘连较严重，剥离肾周脂肪时，应注意保护肾包膜，不要造成肾包膜大面积撕脱。

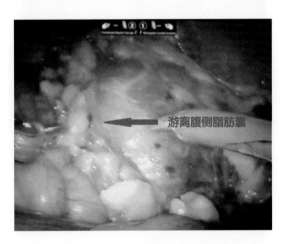

图 12 - 1　游离腹侧肾周脂肪囊

（4）于肾内侧凹陷处找寻到肾门部，分离脂肪后，打开血管鞘首先分离肾静脉，顺血管鞘完整剥离肾静脉周围结缔组织及淋巴管（图 12 - 2）；将肾静脉上挑或下压，于静脉后方找寻肾动脉，打开血管鞘后同样剥除肾动脉周围结缔组织及淋巴管，最后沿肾盂向下游离直至输尿管上段 3~5cm，完整剥离并结扎周围淋巴管（图 12 - 3，图 12 - 4）。注意：为防止术后因过多的淋巴漏导致的引流液增多，术中较大的淋巴管可以 Hem - o - lok 或钛夹结扎（图 12 - 3）。处理肾门部时需要注意肾动、静脉分支，副肾动静脉或肾迷走血管，避免误伤（图 12 - 4）；同时也要注意分辨，不要将肾门部增粗的淋巴管误认为血管而加以保留，导致术后乳糜尿很快复发。

（5）确切止血，清点纱布器械两遍无误后，右侧腹膜后放置引流管一根于操作孔 Trocar 1 引出，结束手术。

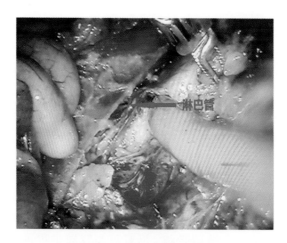

图 12-2　肾门部增粗淋巴管

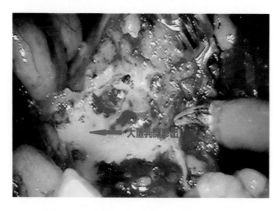

图 12-3　淋巴管离断后大量乳糜液渗出

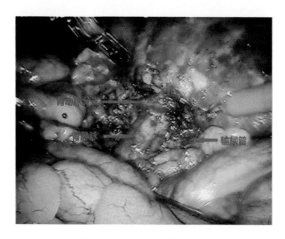

图 12-4　肾门部"骨骼化"

4 手术结果及随访

手术总时长 52 分钟，术中出血约 20ml，术后无发热、腹痛，右侧腰部轻微胀痛感。患者术后第 2 天即恢复半流饮食；术后第 3 天复查尿乳糜试验(−)，拔除导尿管；术后 3 天日均引流量 85ml，术后第 4 天拔除引流管，下床少量活动；术后第 5 天出院，嘱其清淡饮食 3 个月。术后 2 周、3 个月、6 个月于门诊复查，尿乳糜实验阴性，术后至今 6 个月余未再出现尿色发白症状，体重增加 7.2kg。

5 讨论

目前，乳糜尿治疗方法主要分为两大类：保守治疗与手术治疗。保守治疗常用于早期轻度乳糜尿，包括卧床休息、低脂饮食、肾盂硝酸银灌注、中医中药治疗等，而手术治疗则适用于重度或难治性乳糜尿，以及保守治疗失败的乳糜尿患者[7]。手术的目的在于尽可能消除淋巴瘘和降低淋巴管内压，从而达到治疗目的。按原理可分为：断流术和分流术。断流术是切断淋巴液向集合系统的通路，同时并不会加重对侧肾内原有淋巴液引流，如：肾蒂淋巴管结扎术、肾切除术、肾脏自体移植术等；分流式是通过吻合口分流淋巴液进入静脉，减轻淋巴液淤积，降低淋巴管内压，使尿路淋巴瘘得以闭合，如：淋巴管静脉吻合术。按手术方法可分为：体外冲击波、显微外科、开放、经腹/经腹膜后/单孔腹腔镜、机器人辅助腹腔镜手术等[1,13]。

腹腔镜下肾蒂淋巴管结扎术，近年来已经成为临床治疗乳糜尿的主要方式。和过去传统开放手术相比，腹腔镜下淋巴管结扎术具有一系列优势，如创伤小、术中出血少、患者疼痛轻、术后恢复快和并发症少等优点[14-15]。该术式最早于 1995 年国外首先报道[16]，国内于 2003 年由张旭等报道[17]。其主要包括 4 个主要步骤：肾周淋巴管结扎术、肾门淋巴管剥脱术、输尿管旁淋巴管结扎术、肾固定术[18]。虽然腹腔镜技术较传统手术开放优势明显，但其具有手术器械不可弯曲、2D 手术视野和手术者易疲劳等[19,20]诸多缺陷。随着泌尿外科微创手术技术的快速发展，机器人手术时代的到来，有效地弥补了普通腹腔镜手术的不足之处，国内外许多医院已开始使用"达·芬奇"机器人治疗泌尿外科各类疾病。2009 年，Sachit S 等[21]首次尝试进行了机器人辅助腹腔镜下肾周淋巴管剥脱术，并获得了成功。

在行肾周淋巴管剥脱术时，关键技巧在于避免损伤肾动静脉。有临床研究认为，腹腔镜肾蒂淋巴管结扎术潜在的危险主要为术后肾功能障碍，其机制可能为肾淋巴管结扎术诱发肾动脉痉挛从而干扰肾脏血供[22]。而机器人辅助腹腔镜下肾蒂淋巴管结扎术，鉴于机器人平台手术的精确操作和视野放大效应，可以更为精细地解剖肾脏动、静脉并予以有效结扎周围淋巴管，从而减少了术中对肾动静脉、输尿管，以及周围脏器组织的损伤，降低了术中、术后并发症的发生。同时，手术在更加清晰的视野下结扎肾、动静脉及输尿管上段周围细小淋巴管，可以有效地预防术后复发，研究表明其最高成功率>90%[2]。

国内对于机器人辅助腹腔镜下肾周淋巴管剥脱术的报道较少，夏宇等[11]研究发现：后腹腔镜和机器人手术组具有类似的优势，如创伤小、术中出血少、手术并发症少和术后恢复快等。数据结果表明，两组患者手术时间、术中出血量、肠道恢复时间、术后肾旁引流管留置时间、术后卧床时间、总住院时间均无明显差异。但由于该组研究样本数量少、术后随访时间短，尚不能完全证实机器人辅助后腹腔镜肾蒂淋巴管结扎术在治疗乳糜尿疾病中的优势。

虽然机器人辅助腹腔镜较单纯腹腔镜技术优势存在，但就机器人手术本身而言，仍存在一定缺陷，如：触觉反馈体系的缺失，医生只能通过视觉信息反馈来弥补触觉反馈的不足[23]。这对于肾门部血管的处理上风险较高，在分离附着于肾动、静脉鞘表面的淋巴管时，若缺乏触觉反馈，就极易对动静脉造成过度牵扯，尤其对于肾静脉，其静脉壁薄弱且缺乏弹性，过分牵拉可导致其撕裂而引发术中出血。另外，机器人手术系统的学习曲线较长，医生与设备的配合需要长时间学习；使用成本昂贵等均不利于机器人手术的普及。

在本案例中，我们采用了机器人手术较为常用的经腹途径，其鞘卡的分布类似于肾切除/部分切除手术[24]。经腹途径视野空间大，可以良好地显露肾门部，利于对肾动、静脉的精细解剖，结合机器臂的精确性、稳定性优势能更加精准地剥除、结扎淋巴管。但经腹途径不利于肾背侧脂肪囊的分离，尤其是肾盂背侧的淋巴结缔组织的剥离，同时此术式需要分离侧腹膜及后腹膜，需要牵拉游离肠管及手术部位周围的其他脏器，会对患者胃肠恢复产生影响，使患者术后胃肠功能恢复减慢，并容易出现肠梗阻、肠麻痹、腹膜炎等远期并发症。

综上所述，机器人辅助腹腔镜下肾周淋巴管剥脱术可以有效地治疗乳糜尿，但目前国内外临床案例报道较少，需要大规模临床资料的观察，经验累积，通过对比研究来发现该术式的优缺点，并予不断总结与完善[13]。此外，在机器人手术平台下，是采用经腹途径还是经腹膜后途径，也需要进一步临床对比研究加以确认。

参 考 文 献

[1] 李仁举，冉强. 乳糜尿手术治疗的现状[J]. 微创泌尿外科杂志，2018, 7(2): 131-134

[2] Anuruddha M Abeygunasekera, Kugadas Sutharshan, Balasingam Balagobi. New developments in chyluria after global programs to eliminate lymphatic filariasis. Intertional journal of urology, 2017, 24, 582-588

[3] 夏宇，王共先. 乳糜性疾病的治疗进展[J]. 国际泌尿系统杂志，2015, 35(3): 753-757

[4] Yagi S, Goto T, Kawamoto K, et al. Endoscopic treatment of refractory filarial chyluria: a preliminary report. J Urol, 1998, 159(5): 1615-1618

[5] Panchal VJ, Chen R, Ghahremani GG. Non-tropical chyluria: CT diagnosis. Abdom Imaging, 2012, 37(3): 494-500

[6] Guermazi A, Brice P, Hennequin C, et al. Lymphography: all old technique retains its usefulness. Radio Graphics, 2003, 23: 1541-1560

[7] 许振强，庄志明，庄乾元，等. 后腹腔镜肾蒂淋巴管结扎术治疗乳糜尿[O]. 华中科技大学学报（医学版），2011, 40(3): 351-353

[8] Matsumoto T, Yamagami T, Kato T, et al. The effectiveness of lymphangiography as a treatment method for various chyle leakages. Br J Radiol, 2009, 82(976): 286－290

[9] Zhang X, Ye ZQ, Chen Z, et al. Comparison of open surgery versus retroperitoneoscopic approach to chyluria. J Urol, 2003, 169(3): 991－993

[10] Deso S, Kabutey NK, Vilvendhan R, et al. Lymphangiography in the diagnosis, localization, and treatment of a lymphareopelvic fistula causing ehyluria: a case Report. Vascular and Endovascular Surgery, 2010, 44(8): 710－713

[11] 夏宇, 王共先, 傅斌, 等. 机器人辅助后腹腔镜肾蒂淋巴管结扎术与传统后腹腔镜肾蒂淋巴管结扎术治疗难治型乳糜尿的比较(附12例报告)[J]. 江西医药, 2016, 51(2): 102－105

[12] Guermazi A, Brice P, Hennequin C, et al. Lymphography: all old technique retains its usefulness. Radio Graphics, 2003, 23: 1541－1560

[13] Naman Barman, Michael Palese. Robotic surgery for treatment of chyluria. J Robotic Surg, 2016, 10:1－4

[14] 夏宇, 傅斌, 刘伟鹏, 等. 腹腔镜与开放性肾蒂淋巴管结扎术疗效比较的 Meta 分析[J]. 现代泌尿外科杂志, 2016, 21(9): 681－686

[15] Zhang X, Zhu QG, Ma X, et al. Renal pedicle lymphatic disconnection for chyluria via retroperitoneoscopy and open surgery: report of 53 cases with follow up. J Urol, 2005, 174: 1828－1831

[16] Chiu AW, Chen MT, Chang LS. Laparoscopic nephrolysis for chyluria: case report of long－term success. J Endourol, 1995, 9(4): 319－322

[17] 张旭, 叶章群, 陈志强, 等. 后腹腔镜肾蒂淋巴管结扎术治疗乳糜尿(附六例报告)[J]. 中华泌尿外科杂志, 2003, 24(2): 18－20

[18] 孙颖浩, 高新, 张旭, 等. 实用泌尿外科内镜手术学[M]. 武汉:华中科技大学出版社, 2012, 179－182

[19] Gutt CN, Oniu T, Mehrabi A, et al. Robot－assisted abdominal surgery. Br J Surg, 2004, 91(11): 1390－1397

[20] Savitt MA, Gao G, Furnary AP, et al. Application of robotic－assisted techniques to the surgical evaluation and treatment of the anterior mediastinum. Ann Thorac Surg, 2005, 79(2): 450－455

[21] Sachit S, AshokKumar H. Chyluria－an overview, 2009, (1, Summer): 14－26

[22] Zhang Y, Zeng JY, Zhang KQ, et al. Surgical Management of Intractable Chyluria A Comparison of Retroperitoneoscopy with Open Surgery. Urol Int, 2012, 89: 222－226

[23] van der Meijden OA, Schijven MP. Schijven. The value of haptic feedback in conventional and robot－assisted minimal invasive surgery and virtual reality training: a current review. Surg Endosc, 2009, 23(6): 1180－90

[24] Lavery HJ, Small AC, Samadi DB, et al. Transition from laparoscopic to robotic partial nephrectomy: the learning curve for an experienced laparoscopic surgeon. JSLS, 2011, 3: 291－297

（王亚民　薛建新　杨　杰　张嘉宜　龙向前　宋宁宏）

经典案例十三

扩大膀胱部分切除术治疗脐尿管腺癌

导读:脐尿管是膀胱顶部和脐部之间的胚胎结构,在 Retzius 间隙内经腹横筋膜和腹膜之间穿过,胎儿出生后逐渐退化成为一条从脐部连到膀胱顶端的纤维索[1]。其由内到外依次为尿路上皮层、黏膜下结缔组织和平滑肌层[2]。闭锁不良的脐尿管可发生脐尿管瘘、囊肿、憩室及脐尿管癌等,残存的脐尿管各段均可发生癌变,但以下段脐尿管或膀胱顶部为主。可起源于脐尿管各层组织,为上皮性或间质性肿瘤[3,4]。

脐尿管癌是一种发病率很低的泌尿生殖道恶性肿瘤,发病年龄 40~60 岁,男性多见[5,6],占膀胱癌的 20%~40%,组织学上 90% 为腺癌[7],包括黏液腺型、肠型、混合型、印戒细胞型等亚型,其中黏液腺癌为最常见[8],约占所有脐尿管恶性肿瘤的48%[9],少数为鳞状细胞癌、移行上皮癌、肉瘤和未分化癌等[10]。脐尿管癌发病机制尚不清楚,多数学者认为可能与黏膜上皮腺性化生有关,也有学者认为其可能来源于泄殖腔残余的腺上皮[11]。

脐尿管癌由于解剖位置特殊,生长隐匿,故早期缺乏特有的临床症状,易发生漏诊或误诊。当肿瘤浸润膀胱或出现区域、远处转移时才出现相应临床症状。肉眼血尿、排尿困难和下腹部包块是最常见的临床表现,其次有黏液尿、尿频、尿急等,其中黏液尿是脐尿管癌的特征性症状[12-14]。另外,肿瘤的位置及生长方式与临床表现有很大相关性,位于下段的肿瘤侵犯膀胱突破黏膜后可出现肉眼血尿、黏液尿,位于中段或侵犯腹壁的脐尿管肿瘤,可于下腹部触及包块,继发感染后可出现尿路刺激症状,脐尿管近端肿瘤破溃后可自脐部流出血性或脓性分泌物[15]。

脐尿管癌预后相对较差,Ashley 总结梅奥医疗中心 50 年的治疗经验发现,脐尿管癌患者 5 年特异生存率为 49%[12]。根据病理分期不同,5 年特异生存率差异较大,为 27%~61%,生存期与肿瘤分期关系密切[6,16]。部分患者出现术后局部复发,且多数发生在术后半年至两年,常见部位包括膀胱、手术切口,以及腹壁,部分再次手术或放化疗,患者可长期存活[17]。预后不佳的可能原因如下:①大部分脐尿管癌患者诊断时已处于中晚期;②脐尿管癌具有较高侵袭性,即使早期发现,复发或转移也会较快出现[18]。

脐尿管腺癌的治疗主要以手术为主,虽然采用扩大性膀胱部分切除或根治性全膀胱切除仍存在争论,但近年来国外主要采用膀胱部分切除术(52.4%),其次是局部肿瘤切除术(20.7%)[19]。既往手术大多以开放为主,在过去的数十年里,微创治疗已经变得越来越流行,一些有经验的外科医生已经证实了腹腔镜和机器人手术对于扩大性膀胱部分切除术的安全性及可行性[20-26],但是仍旧没有形成腹腔镜和机器人手术治疗的标准方式[27]。在本例中,鉴于机器人手术在腹盆腔等狭窄空间中的优势,我们尝试进行机器人辅助腹腔镜下扩大性膀胱部分切除术,以期进一步累积脐尿管癌的机器人手术治疗经验。

【关键词】脐尿管癌;机器人辅助腹腔镜手术;扩大膀胱部分切除术;黏液腺癌

1 病案资料

患者唐××,女,62岁,务农,已婚已育。患者于2017年2月无明显诱因下开始出现无痛性肉眼血尿,为全程血尿,间隙性发作;伴尿频尿急,诉偶有黏液排出,无腰痛不适,无头痛、发热,无腹痛、腹泻。患者当时未予重视,未行任何治疗,后血尿症状逐渐加重。于当地医院就诊,查B超示:膀胱前壁4cm低回声肿物;后行膀胱镜检查,发现膀胱顶前壁广基占位,表面伴坏死糜烂;取病理活检示:膀胱腺癌。患者为求进一步诊治,来我院门诊就诊,拟"膀胱占位"收住入院。病程中,患者饮食、睡眠可,大便如常,体重2个月内减轻约2kg。

既往病史:患者既往体健,否认"高血压、糖尿病"等慢性病史,否认感染"血吸虫"等寄生虫病史,否认吸烟酗酒等不良嗜好,否认下腹部重大手术、外伤史,否认有毒及放射性物质接触史,家族中无类似病史。

专科查体:双肾区叩击痛阴性,腰部未扪及明显包块,双侧输尿管径路无深压痛,耻骨上膀胱区无明显隆起及压痛。

实验室及器械检查:尿常规:红细胞1275.74/μl,白细胞165.46/μl;中下腹CT平扫+增强示:膀胱顶前壁肿块,大小约4.2cm×3.5cm,脐尿管癌? 盆腔可见稍大淋巴结(图13-1)。复查尿道膀胱镜见:膀胱顶前壁占位,广基,肿瘤表面伴坏死糜烂,膀胱侧壁、底部及三角区未见异常(图13-2)。

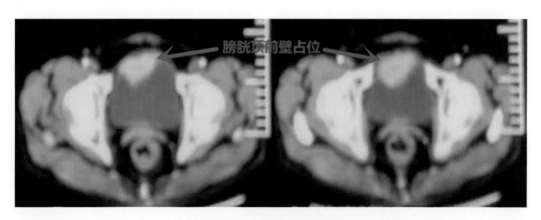

图13-1 中下腹CT示:膀胱顶前壁4cm×3cm占位

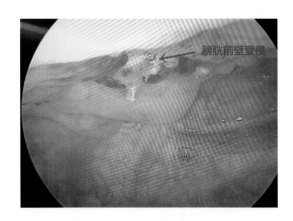

膀胱前壁受侵

图 13 - 2　膀胱镜下见膀胱前壁受侵，表面伴坏死破溃

2　病情分析及治疗方案

该老年女性患者，62 岁，否认血吸虫等感染史，有无痛性肉眼血尿、尿频尿急、黏液尿等症状。入院查尿常规异常，口服三代头孢菌素抗感染治疗 3 天后复查尿白细胞正常，但血尿伴尿频症状未改善，仍有黏液样物质自尿中排出。术前 B 超及 CT 等影像学检查提示：膀胱顶前壁占位性病变，膀胱镜检查明确了肿物位置及膀胱受侵情况，外院活检病理提示：膀胱腺癌。以上均符合脐尿管癌发病特征及影像学特点，考虑到病变位于膀胱前壁，且复查膀胱镜未观察到膀胱内其他卫星病灶，结合患者保留膀胱意愿强烈，遂决定行机器人辅助腹腔镜下扩大膀胱部分切除术。

3　手术步骤及要点

（1）手术前准备：术前患者行常规检查，合并尿路感染的可先行抗感染治疗，有合并症患者预先对症处理。术前 1 天禁食，术前晚、术晨清洁灌肠。

（2）体位选择及脐部切除：麻醉成功后，患者取截石位，常规消毒铺巾，留置导尿。于脐上 2cm 正中处双巾钳提起皮肤及皮下组织，切开 1.0cm，置入气腹针，建立气腹，压力维持在 15mmHg 左右。向下延长切口，并绕脐一周切开皮肤及皮下各层（浅、深筋膜，腹直肌前、后鞘，腹横筋膜，壁、脏层腹膜），将脐部完整切除；手套包扎残端后，置入腹腔。

（3）Trocar 分布：由脐部切口置入 12mm 机器人观察 Trocar，缝合皮下及皮肤。再于脐下垂直 2~3cm、水平距离观察孔左、右侧至少各 8cm（约 4 横指）处，切开皮肤 1.0cm，在观察镜引导下分别置入机器人专用 Trocar（1 号、2 号机械臂孔）。平观察镜孔距左侧约 4cm 处切开，置入 12mm Trocar（第一辅助孔），于脐下垂直约 1cm 与左腋前线交点处切开，置入 12mm Trocar（第二辅助孔）。患者取 30°头低脚高位，调整好机器人床旁机械臂系统，由患者两腿之间进入，保证镜头孔与操作区域的连线与中心柱处于同一直线，连接并固定好镜头及各机械臂 Trocar。1 号、2 号臂分别连接单极弯剪、双极马里兰钳等操作器械，通道完全建立后，取出镜头，更换镜位为向下 30°。（具体 Trocar 分布可参见本

书"根治性膀胱切除＋回肠原位新膀胱术"部分）

（4）扩大性膀胱部分切除术：下提脐部及腹膜，沿脐尿管向两侧腹股沟区切开腹膜，呈倒"V"字形，到达底部后，紧贴腹壁沿 Retzius 间隙向膀胱前壁游离，完整切除整个脐尿管管壁。见肿瘤位于膀胱顶前壁，大小约 4.0cm×4.5cm。沿导尿管向膀胱内注入约 300ml 生理盐水，观察肿瘤边界后，距离肿瘤边缘 2～3cm 处切开膀胱（亦有报道，助手膀胱镜协助标记肿瘤边界），吸尽膀胱内液体，沿肿瘤边缘 2cm 完整切除整个瘤体（图 13－3）。术中应注意观察双侧输尿管膀胱开口，避免损伤。2－0 quill 倒刺线或者可吸收线全层缝合膀胱，膀胱内注入 250ml 生理盐水检查膀胱壁缝合处渗漏情况，必要时浆肌层加强（图 13－4）。

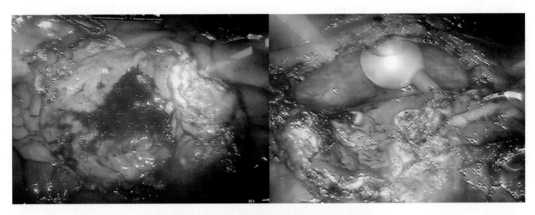

图 13－3　切除脐尿管、膀胱前壁及肿瘤

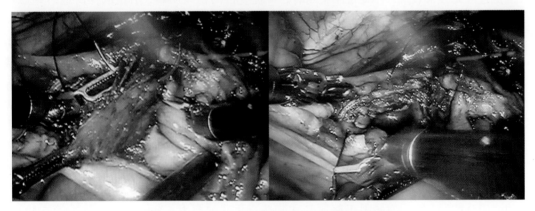

图 13－4　2－0 quill 倒刺线全层缝合膀胱前壁切口

（5）盆腔淋巴结清扫：清扫双侧盆腔淋巴结时，于髂外动脉处切开腹膜，自髂总血管分叉处清扫至腹股沟管内环处。清扫范围以生殖股神经为外界，以膀胱为内界，以闭孔神经血管为后界[28]。

（6）确切止血，清点纱布器械 2 遍无误后，盆腔放置引流管一根自辅助孔 2 引出，拆除脐部切口缝线，取出标本送病检。逐层关闭各切口，留置 F20 三腔导尿管一根，结束手术。

4　手术结果及随访

　　手术总时长 55 分钟, 术中出血约 120ml。术后病理示: 脐尿管腺癌, 切缘未见癌残留, 清扫盆腔淋巴结: 左侧 0/8, 右侧 0/9。患者术后第 2 天开始进半流饮食并下床活动, 第 3 天正常饮食; 术后第 4 天拔除导尿管, 第 5 天拔除盆腔引流管并出院; 术后 5 天日均引流量约 30ml。术后第 3 周采用 FU 和顺铂 (FP 方案) 联合化疗 2 个疗程, 术后 3 个月于门诊复查腹部 B 超及膀胱镜未见肿瘤复发, 术后 6 个月于门诊复查中下腹 CT 及膀胱镜未见肿瘤复发。

5　讨论

　　目前, 对脐尿管癌的诊断主要依靠 B 超、CT、MRI 等影像学检查。B 超下脐尿管癌表现为: 膀胱前壁或顶部与腹壁间非均质性中低回声肿块。典型 CT 则表现为: 膀胱顶部或前壁与腹直肌间较低密度或低信号肿块, 可沿 Retzius 间隙延伸到脐, 多数病灶伴有点状钙化, 有研究认为钙化是脐尿管癌的特征性表现[12,14,29]; 而 MRI 的特征是在 T_2 加权图像上信号增加。CT 或 MRI 相较于 B 超不仅可以多层面、多角度观察肿块结构, 同时可以显示肿块与周围组织的关系, 能提供区域或远处淋巴结状况, 对肿瘤术前分期的评估和确定手术方案具有重要价值[30]。膀胱镜检查对于脐尿管癌的诊断具有重要意义, Bosschieter J 等[31]认为: 术前即时的膀胱镜检查是必要的, 因为可以排除膀胱的多点病灶。当膀胱受侵犯时, 可发现膀胱前壁广基、表面溃烂的肿块, 表面可覆盖黏液或坏死物, 耻骨上加压时可见黏液状物质从肿块表面流出; 但如果肿瘤未侵及膀胱黏膜, 膀胱镜检查可无异常表现。怀疑脐尿管癌时, 膀胱应行活检以明确, 活检取样时应有足够深度, 需达黏膜下层[12]。

　　临床上, 脐尿管癌通常由影像学检查发现后, 膀胱镜检和活组织检查以确诊。MD Anderson 肿瘤中心 (MDACC) 制定了较为详细的脐尿管腺癌诊断标准: 即肿瘤位于膀胱顶部或膀胱中线; 在肿瘤和尿路上皮之间界限明显; 辅助诊断标准: 肿瘤具有肠道来源组织病理学; 无尿路上皮发育不良; 无膀胱炎性憩室或腺性膀胱炎; 不存在另一种起源的原发性腺癌[32]。对脐尿管腺癌的临床分期, 文献报道各家标准不尽相同[3,12,33], 其中应用较为普遍是 Sheldon 分期系统[3]: Ⅰ期肿瘤浸润脐尿管黏膜; Ⅱ期肿瘤局限于脐尿管内; ⅢA 肿瘤生长侵犯膀胱; ⅢB 肿瘤生长侵犯腹壁; ⅢC 肿瘤生长侵犯腹膜, ⅢD 肿瘤生长侵犯其他内脏; ⅣA 转移到淋巴结; ⅣB 远处转移。2006 年, Ashely 等[12]提出新的临床分期: Ⅰ期肿瘤局限于脐尿管和膀胱; Ⅱ期肿瘤生长超过肌层、脐尿管或膀胱; Ⅲ期转移到区域淋巴结; Ⅳ期转移到区域淋巴结以外的淋巴结或远处转移。目前两种临床分期同时使用, 尚无证据说明哪一种诊断标准更优。

　　由于放化疗作用有限[11,16], 因此外科手术切除仍是治疗脐尿管癌的主要手段[7]。手术方式有根治性膀胱切除或扩大性膀胱部分切除术两种, 既往认为根治性膀胱切除复发率低, 是首选方式, 但近年来多数文献[11,12,14,19,34]报道认为: 扩大膀胱切除术与根治性膀胱切除 5 年生存率和局部复发率无显著差异, 更多是与患者肿瘤的分期及术中切缘有关[16]。相比于根治性膀胱切除, 扩大性膀胱部分切除术手术创伤小、并发症少, 术后生活质量高,因此扩大性膀胱部分切除术目前被认为是治疗局限性脐尿管癌的首选方法。切除范围包括:弓状线膀胱顶部、脐尿管、部分腹膜、腹直肌后鞘、腹横筋膜、脐,以及肿瘤的整块切除[35]。保证术中手术切缘阴性,是降低术后复发的关键因素[11]。虽然术中行盆腔淋巴清扫有助于肿瘤的分期和预后判断,但是否常规行盆腔淋巴结清扫仍富有争议,因为脐尿管癌淋巴结转移发生相对较少[31]。

随着手术技术的进步,在过去的数十年里,微创治疗已经变得越来越流行,Milhoua PM 等[22]于 2006 年首次报道了腹腔镜下膀胱扩大性部分切除术治疗脐尿管癌,术后随访 18 个月肿瘤无复发,随后更多的研究[7,23,36]均证实了该项技术治疗脐尿管癌的安全性、可行性和有效性。相比于传统开放手术,腹腔镜手术可减少术中因手术引起的出血,术后恢复更快,缩短了住院时间,减少了术后疼痛[7]。而机器人手术属于腹腔镜手术的延续、升华,相较于腹腔镜,它很好地解决了腹腔镜下手术器械不可弯曲、盆腔等狭小空间操作困难、2D 手术视野和手术者易疲劳等诸多不足之处[37,38]。

2007 年,Rabah DM 等[26]首次报道了使用机器人辅助腹腔镜技术顺利为一名 49 岁脐尿管癌患者实施了扩大性膀胱部分切除术,证实了机器人手术的可行性。随后,Williams CR 等[39]进一步证实了机器人辅助腹腔镜下扩大性膀胱部分切除术的可行性及安全性,并对手术步骤进行了一定的探索。此外,Aoun F 等[27]认为,由于肿瘤位于腹前壁,术中能完整地切除脐及部分腹壁组织而避免可能带来的肿瘤播散,机器人辅助经腹腔途径应是最佳选择,并且术中助手可行膀胱镜导引,保证膀胱内肿瘤的精确切除。Bosschieter J 等[31]提出,由于扩大性膀胱部分切除术往往切缘距离输尿管开口较近,术后容易引起输尿管口梗阻,因此术后常规行上尿路的影像学检查是必要的。我们认为"达·芬奇"机器人平台因其放大效应,术中对肿瘤边缘及脐尿管的辨识更清晰;手腕式模拟可旋转机械臂对于膀胱的吻合重建有利,降低了基于普通腹腔镜的盆腔手术的难度,并缩短了手术时间。虽然机器人辅助腹腔镜较单纯腹腔镜技术优势明显,但就机器人手术本身而言,仍存在一定缺陷,如触觉反馈体系的缺失,医生只能通过视觉信息反馈来弥补触觉反馈的不足[40]。这对于术中牵拉脐尿管不利,极易造成过度牵扯,让可能含有肿瘤细胞的黏液组织播散,这需要主刀医生长时间的学习及与设备的良好磨合。

综上,机器人辅助腹腔镜下扩大性膀胱部分切除术治疗脐尿管癌是安全可行的,其在切除肿瘤的同时,最大限度地降低了术后并发症的发生率,减轻患者术后疼痛,缩短了康复时间[39]。但由于病案报道较少,故进一步积累病例以评估患者术后肿瘤学的安全是必要的[31]。

参 考 文 献

[1] Fode M, Pedersen GL, Azawi N. Symptomatic urachal remnants: Case series with results of a robot – assisted laparoscopic approach with primary umbilicoplasty. Scand J Urol, 2016, 30: 1 – 5

[2] 牛海涛,董平,王佳妮. 手术后脐尿管癌的治疗及预后分析[J]. 中华医学杂志,2016,96(24):1923 – 1925

［3］ Sheldon CA, Clayman RV, Gonzalez R, et al. Maligant urachal lesions. J Urol, 1984, 131(1): 1－8

［4］ Gopalan A, Sharp DS, Fine SW, et al. Urachal carcinoma: a clinicopathologic analysis of 24 cases with outcome correlation. Am J Surg Pathol, 2009, 33(5): 659－668

［5］ Ogaya PG, Herranz AF, Escribano PG, et al. Urachal adenocarcinoma. Case report and bibliographic review. Arch Esp Urol, 2012, 65(4): 498－501

［6］ Bruins HM, Visser O, Ploeg M, et al. The clinical epidemiology of urachal carcinoma: results of a large population based study. J Urol, 2012, 88(4): 1102－1107

［7］ Wang BJ, Li XT, Ming SX, et al. Combined Extraperitoneal and Transperitoneal Laparoscopic Extended Partial Cystectomy for the Treatment of Urachal Carcinoma. J Endourol, 2016, 30(3): 280－285

［8］ Cho SY, Moon KC, Park JH, et al. Outcomes of Korean patients with clinically localized urachal or nonurachal adenocarcinoma of the badder. Urol Oncol, 2013, 31(1): 24－31

［9］ Wright JL, Porter MP, Li CI, et al. Differences in survival among patients with urachal and nonurachal adenocarcinomas of the bladder. Cancer, 2006, 107(4): 721－728

［10］ Zhang J, Wu J. Options for diagnosisand treatment of urchal carcinoma. Asia Pac J Clin Oncol, 2013, 9 (2): 117－122

［11］ Molina JR, Quevedo JF, Furth AF, et al. Predictos of survival from urachal cancer: a mayo clinic study of 49 cases. Cancer, 2007, 110(11): 2434－2440

［12］ Ashley RA, Inman BA, Sebo TJ, et al. Urachal carcinoma: clinicopathologic features and long－term outcomess of an aggressive malignancy. Cancer, 2006, 107(4): 712－720

［13］ Ashley RA, Inman BA, Routh JC, et al. Urachal anomalies: alongitudinal study of urachal remnants in children and adults. J Urol, 2007, 178(4 pt 2): 1615－1618

［14］ Tian J, Ma JH, Li CL, et al. Urachal mass in adults: clinical analysis of 33 cases. Chin Med J, 2008, 88(12): 820－822

［15］ 李凡, 杨丽丽, 刘述成, 等. 脐尿管癌临床特点及治疗体会(附6例报告)[J]. 临床泌尿外科杂志, 2013, 28(12): 923－925

［16］ Siefker－Radtke AO, Gee J, Shen Y, et al. Muhimodality management of urachal carcinoma: the M. D. Anderson Cancer Center experience. J Urol, 2003, 169(4): 1295－1298

［17］ Kim IK, Lee JY, Kwon JK, et al. Prognostic factors for urachal cancer: a bayesian model－averaging approach. Korean J Urol, 2014, 55(9): 574－580

［18］ Gleason JM, Bowlin PR, Bagli DJ, et al. A comprehensive review of pediatric urachal anomalies and predictive analysis for adult urachal adenocarcinoma. J Urol, 2015, 193(2): 632－636

［19］ Mylonas KS, Malley PO, Ziogas IA, et al. Malignant urachal neoplasms: A population－based study and systematic review of literature. Urol Oncol, 2017, 35(1): 33. e11－33. e19

［20］ Hong SH, Kim JC, Hwang TK. Laparoscopic partial cystectomy with en bloc resection of the urachus for urachal adenocarcinoma. Int J Urol, 2007, 14(10): 963－965

［21］ Spiess PE, Correa JJ. Robotic assisted laparoscopic partial cystectomy and urachal resection for urachal adenocarcinoma. Int Braz J Urol, 2009, 35(5): 609

［22］ Milhoua PM, Knoll A, Bleustein CB, et al. Laparoscopic partial cystectomy for treatment of adenocarcinoma of the urachus. Urology, 2006, 67: 15－17

［23］ Colombo JR Jr, Desai M, Canes D, et al. Laparoscopic partial cystectomy for urachal and bladder cancer. Clinics, 2008, 63(6): 731－734

［24］ Wadhwa P, Kolla SB, Hemal AK. Laparoscopic en bloc partial cystectomy with bilateral pelvic lymphadenectomy for urachal adenocarcinoma. Urology, 2006, 67: 837 - 843

[25] Chan ES, Ng CF, Chui KL, et al. Novel approach of laparoscopic transperitoneal en bloc resection of urachal tumor and umbilectomy with a comparison of various techniques. J Laparoendosc Adv Surg Tech A, 2009, 19(3): 423 - 426

[26] Rabah DM. Robot - assisted partial cystectomy for the treatment of urachal carcinoma. Can J Urol, 2007, 14(4): 3640 - 3642

[27] Aoun F, Peltier A, Van Velthoven R. Bladder spring robot - assisted laparoscopic en bloc resection of urachus and umbilicus for urachal adenocarcinoma. J Robot Surg, 2015, 9(2): 167 - 170

[28] 沙建军, 陈伟, 张连华, 等. 腹腔镜下扩大性膀胱部分切除联合盆腔淋巴结清扫术治疗脐尿管癌 [J]. 中华泌尿外科杂志, 2010, 31(6): 379 - 382

[29] 邵光军, 蔡林, 李学松, 等. 脐尿管癌: 单中心 30 年经验总结[J]. 北京大学学报(医学版), 2013, 45(5): 774 - 778

[30] 常德辉, 张斌, 蓝天, 等. 腹腔镜手术治疗脐尿管癌 4 例及文献复习[J]. 现代肿瘤医学, 2015, 23(23): 3453 - 3456

[31] Bosschieter J, Vis AN, van der Poel HG, et al. Robot - assisted Laparoscopic Implantation of Brachytherapy Catheters in Bladder Cancer. Eur Urol, 2018, 74(3): 369 - 375

[32] Griffin R, Alder L, Baksa B, et al. A case of urachal carcinoma. Med Surg Urol, 2016, 5(1): 1 - 3

[33] Pinthus JH, Haddad R, Trachtenberg J, et al. Population based survival data on urachal tumors. J Urol, 2006, 175(6): 2042 - 2047

[34] Paner GP, Barkan GA, Mehta V, et al. Urachal carcinomas of the nonglandular type: salient fatures and considerations in pathologic diagnosis. Am J Surg Pathol, 2012, 36(3): 432 - 442

[35] Valsangkar RS, Rizvi SJ, Goyal NK. Extended partial cystectomy with augmentation cystoplasty in urachal adenocarcinoma: An oncologically favorable but underutilized. Urol Ann, 2016, 8(3): 369 - 371

[36] Yazawa S, Kikuchi E, Takeda T, et al. Surgical and chemotherapeutic options for urachal carcinoma: report of ten cases and literature review. Urol Int, 2012, 88(2): 209 - 214

[37] Gutt CN, Oniu T, Mehrabi A, et al. Robot - assisted abdominal surgery. Br J Surg, 2004, 91(11): 1390 - 1397

[38] Savitt MA, Gao G, Furnary AP, et al. Application of robotic - assisted techniques to the surgical evaluation and treatment of the anterior mediastinum. Ann Thorac Surg, 2005, 79(2): 450 - 455

[39] Williams CR, Chavda K. En bloc robot - assisted laparoscopic partial cystectomy, urachal resection, and pelvic lymphadenectomy for urachal adenocarcinoma. Rev Urol, 2015, 17(1): 46 - 49

[40] Van der Meijden OA, Schijven MP. Schijven. The value of haptic feedback in conventional and robot - assisted minimal invasive surgery and virtual reality training: a current review. Surg Endosc, 2009, 23(6): 1180 - 90

（杨　杰　薛建新　秦　远　王尚乾　宋宁宏　王增军）

经典案例十四

根治性左肾切除 + 下腔静脉癌栓取出术

导读：肾癌是泌尿系统常见肿瘤，占成人恶性肿瘤的 2% ~ 3%[1]，其中肾细胞癌占肾脏所有恶性肿瘤的 85% ~ 90%[2]。各国及各地区的发病率不同，发达国家高于发展中国家。在我国，肾癌呈现城市发病率高于农村的状况，城市发病率约为农村的 4.31 倍；男女患病比例约为 1.83∶1[3,4]。肾癌病因未明，其发病可能与遗传、吸烟[5]、肥胖[6]、高血压及抗高血压治疗[7]等有关；故戒烟及减肥是预防肾癌的有效措施。根据病理学，肾细胞癌主要分为三种类型，分别是：透明细胞癌（80% ~ 90%）；乳头状肾细胞癌（10% ~ 15%），其又分为 Ⅰ 型和 Ⅱ 型，其中 Ⅰ 型占 60% ~ 70%；嫌色细胞癌（4% ~ 5%）[8]。

肾癌在其进展过程中，会向肾静脉系统的血管管腔扩散形成静脉癌栓；4% ~ 10% 肾癌患者合并下腔静脉癌栓（inferior vena cava tumor thrombus，IVCTT）[9,10]；由于右肾静脉长 2 ~ 3cm，短于左侧（6 ~ 7cm），癌栓更易超越肾静脉，侵犯下腔静脉；故右肾癌合并 IVCTT 者较左侧发病率高。未经治疗的肾癌合并下腔静脉癌栓患者自然病程短、预后差，其中位生存时间约 5 个月，1 年内肿瘤特异性生存率约 29%[11]。对于无远处转移的局部进展期肾癌患者行根治性肾切除 + 下腔静脉瘤栓取出术能有效改善预后，其 5 年肿瘤特异性生存率可提高到 40% ~ 65%[12,13]；故该术式已成为肾癌伴腔静脉癌栓患者的有效治疗方式[14]。由于手术方式、手术并发症，以及预后等的不同，美国梅奥医学中心根据肾静脉或下腔静脉癌栓顶部的解剖位置将肾癌合并静脉瘤栓分为 5 级，0 级：静脉瘤栓只局限于肾静脉内；Ⅰ级：瘤栓侵入到下腔静脉内，但瘤栓顶端与肾静脉在下腔静脉内的开口距离不超过 2cm；Ⅱ级：瘤栓顶端与肾静脉在下腔静脉内的开口距离超过 2cm，但在肝静脉水平以下的下腔静脉内；Ⅲ级：瘤栓顶端生长至肝静脉与膈肌之间的下腔静脉内；Ⅳ级：瘤栓侵入膈肌以上的下腔静脉内或右心房内[15]。

根治性肾切除 + 下腔静脉瘤栓取出术手术难度较大，早期多以开放为主[16]。1996 年，Mcdougall 等[17]报道了首例腹腔镜手术治疗 Mayo Ⅰ 级 IVCTT 的手术经验；2006 年，Romero 等[18]报道了首例完全腹腔镜手术治疗肾癌合并 Mayo Ⅱ 级 IVCTT 的手术技巧，随后腹腔镜手术治疗肾癌合并 IVCTT 的报道逐渐增多[19,20]。随着机器人手术在泌尿外科的广泛应用，2011 年，Abaza R 等[21]尝试对 5 例患者共 6 枚 IVCTT 进行机器人辅助腹腔镜下根治性肾切除 + 下腔静脉瘤栓取出术，其中 2 例在机器人系统辅助下环形游离和

阻断了下腔静脉。随后，Sun 等[22]进一步证实了机器人手术是可行的，认为其可以作为
Ⅰ、Ⅱ级癌栓的安全选择。Gill IS 等[13]则于2015年，首次报道了机器人手术在Ⅲ级癌栓
中的应用。

尽管如此，目前大多数微创(腹腔镜或机器人)手术仍是针对右肾癌伴 IVCTT 的治
疗，对于机器人辅助腹腔镜下左肾癌伴 IVCTT 的手术治疗经验，国内外报道不多。鉴于
此，我们在借鉴多年的腹腔镜手术经验的基础上，进行总结以及技术移植；尝试进行了
机器人辅助腹腔镜下根治性左肾切除 + 下腔静脉癌栓取出术；以期进一步评价该术式的
可行性及安全性。

【关键词】肾癌；根治性肾切除术；腔静脉癌栓；机器人手术；IVCTT

1 病案资料

患者范××，男，56 岁，已婚，工人，已婚已育。患者自 2016 年 3 月开始无明显诱
因下出现左侧腰背部酸痛不适，劳累后稍加重，自贴止痛膏后缓解，并偶有双下肢水肿，
当时未予重视。2016 年 6 月 13 日患者突然发现肉眼血尿一次，呈洗肉水样，为全程血
尿，无明显尿频尿急尿痛，无发热头痛，无腹痛腹泻。急于当地医院就诊，查泌尿系 B 超
提示：左肾下极见 10.8cm×7.8cm 团块状回声，内血流信号丰富，考虑肾癌可能性大；
下腔静脉内团块样回声，上至肝静脉以上下腔静脉内，考虑肾癌并腔静脉癌栓可能；行
胸部 CT 检查提示：双肺多发结节，转移癌可能；进一步行腹部 MR 检查提示：左肾癌，
左肾静脉及下腔静脉癌栓形成，肝右叶转移癌？患者为求明确诊治，遂来我院就诊。病
程中，患者饮食睡眠尚可，大便如常，3 个月体重减轻约 2.5kg。

既往病史：患者有"高血压"病史十余年，口服"苯磺酸氨氯地平"控制尚可，否认
"糖尿病、冠心病、慢性支气管炎"等其他慢性病史。有吸烟史 20 余年，1 包/天；有饮酒
史 20 余年，3~5 两/天；否认长期接触工业化学有毒用品及放射性物质，否认"肝炎、结
核"等传染病史；否认食物药物过敏史，否认手术外伤史，否认冶游史。出生并成长于城
市，既往家族中无"肾癌"病史。

专科查体：胸部叩诊未及明显异常，双下肺未闻及明显干湿啰音；全腹部无明显压
痛、反跳痛。左肾区叩击痛(±)，右肾区叩击痛(-)；输尿管径路无明显深压痛，膀胱
区无明显膨隆，无压痛，外生殖器未见明显异常。直肠指诊：前列腺质韧，中央沟存在，
未触及明显结节，指套无染血。

2 病情分析及治疗方案

该男性患者，56 岁，有吸烟史大于 20 年，有"高血压"病史十余年(长期口服"苯磺
酸氨氯地平"控制血压)，且体重偏重(BMI 值23.3)，考虑为其发生肾癌的主要诱因。根
据患者腰痛、肉眼血尿、间隙性双下肢水肿等症状，结合首次影像学检查结果，考虑该
患者为左肾癌伴 Mayo Ⅲ级癌栓，伴肺、肝脏转移瘤。告知患者手术风险大且疗效欠佳
后，遂于 2016 年 7 月 3 日行左肾肿瘤介入栓塞术治疗。术后规律服用分子靶向药物 – 舒

尼替尼(索坦)50mg/d 治疗 18 个月。复查胸腹部 CT,见双肺多发结节减少、部分缩小;肾占位大小由 10.8cm×7.8cm 降至 9.2cm×6.5cm,下腔静脉内癌栓降至肝静脉以下平面(Ⅱ级癌栓),大小约 3.6cm×2.6cm,肝右叶病灶较前稍缩小(图 14-3)。患者经介入栓塞及分子靶向治疗后,病情控制较理想,癌栓由Ⅲ级降至Ⅱ级,肾肿瘤及肺部转移灶控制尚可。经与患者及家属沟通后,应其强烈的微创要求,遂决定行机器人辅助腹腔镜根治性左肾切除术 + 下腔静脉癌栓取出术。

3 手术步骤及要点

机器人辅助腹腔镜下根治性左肾切除 + 下腔静脉癌栓取出术。

(1)手术前准备:术前患者均行常规检查,有合并症的患者预先进行相应处理。术前 1 天,行左肾动脉栓塞术,禁食、静脉补充营养;术前晚及术晨,清洁洗肠;术前 0.5~1 小时,预防性应用二代头孢类抗生素;常规备血悬浮红细胞 1000~2000ml,血浆 1000ml。

(2)患者体位选择及 Trocar 分布:麻醉成功后,患者取左侧卧位,抬高腰桥。于脐上偏右侧双巾钳提起皮肤及皮下组织,切开 1.5cm,置入气腹针,建立气腹,压力维持在 15mmHg 左右,置入 12mm 机器人观察 Trocar。于右肋缘下 2cm 与右锁骨中线交界处,做一长约 1.0cm 切口,在观察镜引导下置入机器人专用 Trocar(1 号机械臂孔);于右髂前上棘内上 2cm 处,做一长约 1.0cm 切口,在观察镜引导下置入机器人专用 Trocar(2 号机械臂孔);于下腹部正中、耻骨联合上 8cm(约 4 横指),做一长约 1.0cm 切口,在观察镜引导下置入机器人专用 Trocar(3 号机械臂孔),此处需注意避免损伤膀胱。于脐上 8~10cm 处腹正中偏左侧做一长约 1.5cm 切口,在观察镜引导下置入 12mm 第一辅助孔;于 3 号机械臂孔与脐连线中点偏左侧做一长约 1.5cm 切口,在观察镜引导下置入 12mm 第二辅助孔。各 Trocar 之间距离不得少于 8cm。(图 14-1)

调整好机器人床旁机械臂系统,由患者背侧进入,保证镜头孔与操作区域的连线与中心柱处于同一平面并与之垂直,连接并固定好镜头及各机械臂 Trocar。1 号、2 号、3 号臂分别连接单极弯剪、双极钳、抓钳等操作器械;通道完全建立后,取出镜头,更换镜位 30°向下。

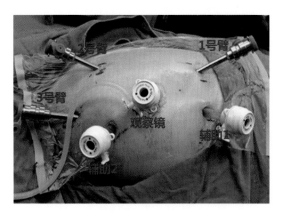

图 14-1 机器人及辅助孔 Trocar 分布

（3）游离肾门部血管及下腔静脉：沿 Toldt 线打开右侧侧腹膜，注意尽可能向下分离，减轻牵拉张力，3 号机械臂牵拉侧腹膜将升结肠、横结肠和十二指肠牵向左侧。沿右肾 Gerota 筋膜外分离至腹部正中，于腹膜外脂肪内找寻并确认下腔静脉后，打开下腔静脉血管鞘，向下游离，充分暴露下腔静脉远端（此处注意保护下腔静脉各属支，必要时可离断右侧性腺静脉，腰静脉和其他属支静脉）（图 14-2）。切断肝圆韧带，左、右三角韧带，矢状韧带及冠状韧带，游离并向左翻开肝脏，充分显露肝后下腔静脉及肝静脉备用。向上游离下腔静脉，离断肝短静脉，直达肝后位置（根据术前影像学检查，确定要游离至癌栓顶端以上，必要时可行术中超声检查以确定），因此处距离肠系膜上动脉较近，故术中要避免损伤。沿下腔静脉向右游离右肾静脉备用，沿下腔静脉向左游离左肾静脉至足够长度备用（图 14-3，图 14-4）。

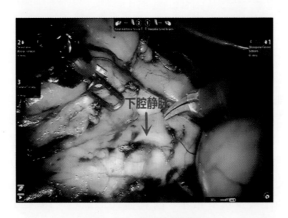

图 14-2　游离下腔静脉

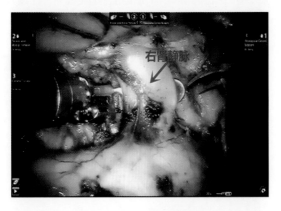

图 14-3　游离右肾静脉

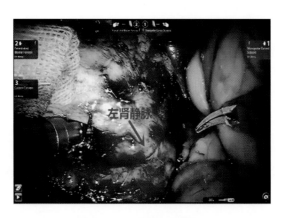

图 14 - 4　游离左肾静脉

(4)阻断下腔静脉各属支,切取癌栓:阻断下腔静脉各属支按以下顺序进行:下腔静脉远端(肾静脉以下平面)-右肾静脉-下腔静脉近端(癌栓顶端以上)。在阻断下腔静脉时笔者选择了血管阻断带(图 14 - 5 至图 14 - 7),以尽量减少对腔静脉壁的损伤并保证阻断确切,阻断右肾静脉选择了血管夹。Endo - GIA(强生 EC60 + ECR60W 钉仓)离断左肾静脉(图 14 - 8,图 14 - 9),沿左肾静脉断端纵轴剪开下腔静脉(避免热损伤,保证腔静脉内膜完整性),完整取出整个癌栓(图 14 - 10),同时一并切除部分可疑受侵犯的静脉壁。肝素水冲洗腔静脉,4 - 0 prolene 线连续缝合下腔静脉开口,在完全关闭下腔静脉前,下腔静脉处注入少量肝素水,防止血栓形成(图 14 - 11)。依次松开各阻断血管:下腔静脉近端-右肾静脉-下腔静脉远端,开放血流,检查创面,必要时 prolene 线加强缝合。确切止血后,于下腔静脉切口旁留置引流管一根;逐层关闭 1 号、2 号机器臂孔切口。

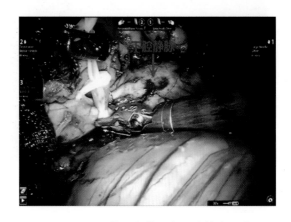

图 14 - 5　血管阻断带阻断下腔静脉远端

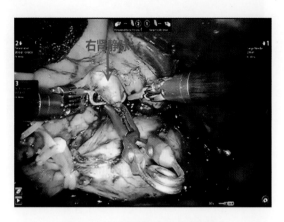

图 14 - 6　血管夹夹闭右肾静脉

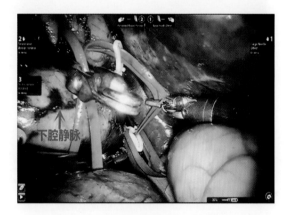

图 14 - 7　血管阻断带阻断下腔静脉近端

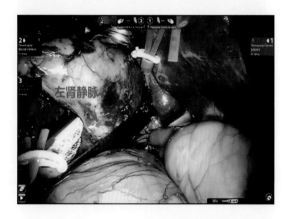

图 14 - 8　Endo - GIA 离断左肾静脉

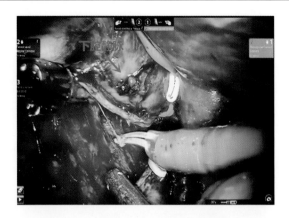

图 14 - 9　Endo - GIA 离断左肾静脉后

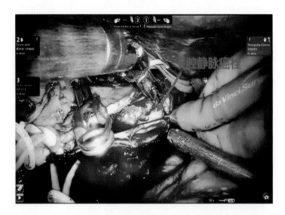

图 14 - 10　切开下腔静脉取癌栓

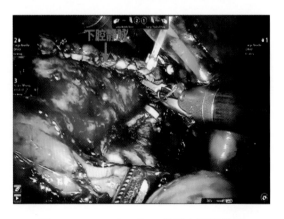

图 14 - 11　4 - 0 prolene 线缝合下腔静脉

（5）左肾根治性切除术：患者转换体位为右侧卧位，于左肋缘下 2 cm 与锁骨中线交界处，做一长约 1.0 cm 切口，在观察镜引导下置入机器人专用 Trocar（2 号机械臂孔）；于左髂前上棘内上 2 cm 处，做一长约 1.0 cm 切口，在观察镜引导下置入机器人专用 Trocar(1 号机械臂孔)；3 号机械臂孔及两辅助孔维持不变；各 Trocar 之间距离不得少于 8cm。调整好机器人床旁机械臂系统，由患者背侧进入，保证镜头孔与操作区域的连线与中心柱处于同一平面并与之垂直，连接并固定好镜头及各机械臂 Trocar。1 号、2 号、3 号臂分别连接单极弯剪、双极钳、抓钳等操作器械；通道完全建立后，取出镜头，更换镜位 30°向下。

沿 Toldt 线打开左侧侧腹膜，3 号机械臂牵拉侧腹膜将降结肠、横结肠牵向右侧。沿左肾 Gerota 筋膜腹侧游离，于内侧凹陷处找寻到肾门部，打开左肾静脉血管鞘，沿肾静脉向右侧分离(注意避免损伤腹主动脉，尤其是肠系膜上动脉)，直至静脉断端，完整剥离整个左肾静脉；上提静脉，于静脉后方找寻到左肾动脉，Hem－o－lok 双重结扎后切断。继续沿左肾 Gerota 筋膜向四周游离，于肾下极找寻到输尿管，Hem－o－lok 结扎后切断，完整切除整个左肾，标本装袋。本例中，因患者既往有肾肿瘤介入栓塞治疗病史，故肾周粘连明显，与肾上腺难以分离，术中左肾上腺一并切除。向下延长 2 号机械臂孔手术切口，长约 12cm，逐层切开皮下各层，直至腹膜后，取出标本送病理检查。确切止血，清点纱布 2 遍无误后，于左侧腹膜后放置引流管一根；并逐层关闭各切口。

4　手术结果及随访

手术总时长约 170 分钟，术中未出现明显并发症，未中转开放，共出血 220ml。术后第 2 天患者恢复通气，并开始进食流质饮食；第 3 天下地活动，拔除腹膜后引流管及导尿管，术后 3 天腹膜后日均引流 60ml；第 5 天拔除下腔静脉旁引流管，术后 5 天下腔静脉旁日均引流 45ml。术后患者共住院 7 天；术后 3 个月复查腹部 CT：左腹膜后未见肿瘤复发，腔静脉内未见新生癌栓。术后继续口服分子靶向药物－舒尼替尼(索坦)(50mg QD 4/2 给药方案)治疗。术后病理提示：左肾透明细胞癌，Ⅱ～Ⅲ级，伴大片坏死，肿块大小 8cm×7cm×5cm，癌组织侵犯肾被膜，未累及肾盂黏膜；输尿管切缘未见癌残留；下腔静脉内组织符合癌栓伴坏死。

5　讨论

目前研究表明：肾根治性切除及下腔静脉癌栓取出术是肾细胞癌及下腔静脉癌栓形成患者的唯一长期生存机会，即使是转移性疾病，在增加免疫治疗的情况下，手术也能延长其生存率[23]。但手术本身存在较大的风险，对应于Ⅰ、Ⅱ、Ⅲ和Ⅳ级癌栓术后的不良事件发生率分别为 18%、20%、26% 和 47%；最常见的并发症有出血(3%～5%)、肺栓塞(1%～3%)、伤口感染(1%～4%)、急性肾衰竭(1%～2%)、肠梗阻(5%～10%)和额外的手术干预(＜5%)等[14]。同时，有报道显示：根治性肾切除＋腔静脉癌栓取出术术后 30 天的总体死亡率为 1.5%～10%，而术后早期最高，占总体死亡率的 15%～78%[24-27]；其中，术中癌栓脱落引起的相关栓塞性疾病(如肺栓塞、心肌梗死等)，是最大的死亡风险，一旦发生，死亡率则高达 75%[27,28]。如何降低围术期的并发症和死亡率成为了研究者追求的目标，准确而充分的术前评估和准备势在必行。

Shao P 等[29]认为术前影像学检查极其重要，影像学检查可以确定肿瘤分期及瘤栓状态,如瘤栓是否漂浮及周围浸润情况等。B超检查为肾癌首选的筛查手段,其不仅可以评估肾肿瘤(包括侧别、位置、直径、与肾血管和集合系统的关系等),还可以检查肾上腺、淋巴结及IVCTT等情况。彩色多普勒超声能有效检测癌栓中脉管频谱,能明确判断下腔静脉内癌栓的大小、部位、长度,通过血流灌注信息亦可协助判断下腔静脉梗阻程度;需要注意的是,超声检查提示的癌栓高度有时会低于实际高度,主要因为近心端癌栓血流丰富且较细;同时,超声心动图也可协助判断有无右心房癌栓;这些对术式的选择及手术风险的评估均具有指导意义[30]。因为B超检查的局限性,如腹腔胀气及肥胖因素可能影响对IVCTT的检出率等;故有学者不推荐单纯使用B超检查来判断肾癌合并IVCTT情况[31]。胸腹部CT平扫+增强扫描可以让术者在术前对肾肿瘤的临床TNM分期以及IVCTT的Mayo分级有很直观的了解。IVCTT在CT上可表现为血管内的充盈缺损、肾静脉和下腔静脉管腔直径增大等;在明确诊断后,应进一步评估癌栓顶端的位置、长度、最大径、占下腔静脉管壁周径比例,以及是否浸润下腔静脉壁等,此外还可以评估肾门淋巴结、肾上腺和远处脏器是否转移等[30]。CT检查对肾癌的诊断率较高,有研究报道CT检查对IVCTT的检出率高达91%[32]。对CT检查提示IVCTT者,可进一步行下腔静脉MRI扫描,以明确癌栓长度、下腔静脉壁侵犯情况等。MRI检查诊断肾癌癌栓的准确率最高,诊断癌栓浸润下腔静脉壁的敏感性、特异性及准确率分别为100%、89%和92%[33]。虽然MRI检查在显示癌栓方面优于CT检查,但对于较小癌栓容易遗漏,故应该结合CT检查进行诊断;但高级别癌栓有脱落、移动的可能,推荐术前2周内检查以评估。在本例中,患者初诊时CT及MR均显示Ⅲ级癌栓,经治疗后,复查CT及MR考虑癌栓降级后再行手术治疗,降低了手术风险,而术中情况也验证了影像学的检查结果。

　　术前分子靶向治疗,是现有很多关于IVCTT的研究所推荐的。Motzer RJ等[34]通过比较帕唑帕尼和舒尼替尼的疗效发现,术前辅助靶向治疗,可以降低局部晚期肿瘤分期及癌栓的分级,从而减少手术风险,改善患者预后。Sassa N等[35]对此类患者术前进行了索拉菲尼的治疗,亦显示出现明显的降级效果。为了获得较为可靠的研究结果,国外一项前瞻性单盲Ⅱ期研究[36]共纳入45例肾细胞癌患者,受试者的原发肿瘤均不可手术切除,给予受试者舒尼替尼治疗(起始方案50mg QD 4/2方案),28例疗效可评价,转化为可手术切除的患者比例为45%(13例),80%的原发肿瘤有不同程度的缩减,在出现缩减的肿瘤中,中位肿瘤缩减幅度为27%,绝对缩减值为1.6cm;显示术前靶向药物治疗可增加患者的手术机会。而Karakiewicz[37]、Shuch等[38]分别报道了对肾癌伴高级别癌栓的患者通过分子靶向治疗后,癌栓成功降级再行病肾根治性切除+腔静脉癌栓取出术的成功案例。关于术前栓塞肾动脉的疗效则存在争议,Chopra S等[39]认为通过术前肾动脉栓塞,可以减少肾静脉的侧支循环,从而降低术中出血量及手术风险,最有意义的是它可以通过降低肾静脉血流量来降低癌栓脱落的风险,但同时需警惕患者发生梗死后综合征的可能。Kalman D等[40]的研究数据支持这一观点,并认为术前1天是栓塞的理想时间点。而Lardas M等[41]则研究表明,术前栓塞肾动脉在减少术中出血及降低并发症方面的效果并不明确,反而会增加术后围术期并发症及死亡率。本例中,术者经充分的术前病情评估,结合考虑患者及家属积极治疗的诉求;对患者首先进行舒尼替尼(索坦)

分子靶向治疗，其次通过介入栓塞进行局部治疗等综合治疗方案；使患者病情控制较满意，癌栓则由Ⅲ级成功降至Ⅱ级、同时肺部结节明显缩小，达到了手术前缩瘤目标。而我们选择了术前1天行左肾动脉栓塞术，结果发现：术中左肾静脉压力明显减小，稳定了癌栓，同时减少出血。故笔者认为：术前的综合治疗是积极有效的，其为手术的成功实施奠定了基础；但要注意靶向药物术前停药时间，停药时间过短可能增加围术期并发症发生风险，如出血增加、影响伤口愈合等，而停药时间过长则可能增加肿瘤复发风险；因此，术前靶向药物停药时间为2～3个药物半衰期为宜[42]。

对于手术方式的选择同样重要。Shao P等认为：对于Ⅱ级及有选择的Ⅳ级癌栓，腹腔镜手术相较于传统开放手术是安全且技术上可行的。刘苗等[16]对于38例0～Ⅱ级IVCTT患者的研究中，28例(73.3%)采用了腹腔镜手术。他们认为，腹腔镜术式具有如下优势：①创伤小，术后恢复快，肿瘤治疗效果与开放手术相似[43]；②视野暴露好，可以在直视下直接分离肾动脉，减少对静脉内癌栓的挤压和触碰，降低癌栓脱落的可能性；③术中气腹的建立可以减少侧支血管出血。但是，腹腔镜下IVCTT取出术对于术者的专业技能要求较高，术者应有娴熟的腹腔镜操作技巧，尤其是血管缝合技巧；且对腹腔镜技术的追求不能以损害疗效为代价，必要时应首选或适时中转开放手术[44]，可先行后腹腔镜下根治性肾切除术，再行开放取栓术。这种联合手术综合了腹腔镜手术的微创优势和开放手术的安全优势，并且已被多个中心广泛采用[45,46]。对于高级别癌栓，如Mayo分级Ⅲ～Ⅳ级，由于涉及游离肝脏，阻断肝静脉、门静脉甚至开胸体外循环打开右心房，多数需要通过开放手术，甚至多学科(如：泌尿外科、胸外科、麻醉科等)协助完成[29]。

Whitson JM等[47]将不同癌栓分级患者的手术方法总结如下。Mayo 0级：以肾静脉汇入处为中心游离下腔静脉，用无损伤钳钳夹肾静脉入口侧腔静脉壁，部分阻断腔静脉血流，弧形切除部分腔静脉侧壁，缝合腔静脉侧壁后，松开阻断，开放血流。如癌栓长度较短，利用"挤牛奶(milking)"技术[48]，使肾静脉内癌栓向远心端回缩，近心端使用Hem－o－lok夹闭肾静脉后切断。Mayo Ⅰ级：无损伤心耳钳控制癌栓以上、肾静脉水平以下的下腔静脉和对侧肾静脉。切开下腔静脉取出癌栓，缝合下腔静脉壁，松开阻断，开放血流。如癌栓较短，可利用"milking"技术将IVCTT挤入肾静脉内，降级至0级处理。Mayo Ⅱ级：腹腔镜经腹膜后游离右肾静脉、下腔静脉远心端、近心端；游离左肾静脉，困难时可用经腹腔途径暴露并游离左肾静脉；使用血管阻断带顺序阻断，切开下腔静脉壁并取出癌栓。Mayo Ⅲ级：采用后腹腔镜联合经腹腔途径手术方式，即经后腹腔途径将右肾除肾静脉外完全游离，随后改变体位经腹腔途径游离下腔静脉，游离左侧肾动脉和肾静脉；术中要切断3～5支肝短静脉，游离出足够长的下腔静脉。术中尽量避免肝脏血流的阻断，可轻轻向下挤压癌栓头，通过"milking"方式使癌栓降级，简化手术。Mayo Ⅳ级：通常需要与胸外科合作，需要打开胸骨、建立体外循环等。如果术中发现癌栓侵犯下腔静脉壁，则需要一并切除受浸润的血管壁[49,50]，Abel等[51]对47例下腔静脉壁切缘阳性患者与209例切缘阴性者进行对比，中位无肿瘤复发生存率分别为22.1个月和70.2个月，切缘阳性者的复发率明显增高。另外，我们在临床诊疗过程中会发现，肾癌伴下腔静脉癌栓患者右侧明显多于左侧，这是因为右侧下腔静脉短，肿瘤较易累及所致。但在手术时，左侧肾癌伴下腔静脉癌栓患者的手术难度要大于右侧，一方面是因为右侧无主动脉遮挡可直接游离下腔静脉，而左侧肾癌伴下腔静脉癌栓患者，除了需要处理左侧肾脏，还需要单独从右侧处理下腔静脉；另一方面是因为在处理右侧肾静脉时，左侧肾静脉有侧支（生殖静脉、肾上腺中央静脉、腰静脉等），即便结扎左肾静脉后依然可以保持左肾血液回流，长期随访发现肾功能不受影响；但右侧肾静脉无侧支，如果节段性切除下腔静脉，必须建立静脉回路[52,53]。

随着机器人手术在泌尿外科的广泛应用，多项研究[13,21,22]均证实了机器人在该手术应用中的可行性和安全性。Chopra S 等[39]对 24 例 Ⅱ ~ Ⅲ 级（Ⅱ级：13 例，Ⅲ级：11 例）癌栓患者进行了机器人手术，其中位手术时间为 4.5 小时，术中中位出血量为 240ml，术后中位住院时间 4 天，他认为对于 Ⅱ ~ Ⅲ 级瘤栓，机器人手术是具有优势的。与传统腹腔镜术式相比，我们认为机器人辅助腹腔镜术式具有以下优点：①机器人操作自由，大大降低了术者的劳动强度，尤其适合在根治性肾切除 + IVCTT 取出术等复杂、耗时较长的手术中应用；②术中术者通过三维成像，视觉放大效应，视野清楚，层次感强，可更直观地观察术野，更有助于对各血管表面的解剖游离及精细操作，减少血管损伤事件的发生；③其灵活的、可自由旋转的机械臂具有仿真手腕功能，十分有利于血管的缝合重建；④机器人系统可滤过颤动，增强了手术稳定性，可进一步有效地避免误伤血管。虽然机器人辅助腹腔镜下游离、缝合下腔静脉具有腹腔镜手术所没有的灵活度和精确度，但该手术风险仍较大。首先，应注意防止术中癌栓脱落，应先阻断远端下腔静脉及对侧肾静脉；因为缺乏触觉反馈效应，术中操作应轻柔，尽量避免触及瘤栓；必要时可采取术前放置腔静脉滤器加以保障。其次，当切除受累的静脉壁时，要保证腔静脉宽度有 1/3 以上，否则需行腔静脉重建修复；如下腔静脉已完全堵塞，侧支循环已形成，可行腔静脉切除而无需血管重建。再次，术中应充分游离下腔静脉及属支并阻断完全，预防切开后腔静脉渗血，如出现渗血现象，应迅速控制静脉出血切口，判断哪支血管未阻断或未完全阻断，然后迅速使用阻断夹再次阻断血管。

综上所述，"达·芬奇"机器人辅助腹腔镜下根治性左肾切除 + 下腔静脉Ⅱ级癌栓取出术安全、可行，微创效果好，但手术难度较大，应做好充分的术前评估和准备，严格把握适应证，根据影像学检查选择最恰当的手术方式，同时术者需具备丰富的解剖学知识和"达·芬奇"机器人手术经验，手术的安全性及术后并发症的发生可显著改善。

参 考 文 献

[1] Ljungberg B, Campbell SC, Choi HY, et al. The epidemiology of renal cell carcinoma. Eur Urol, 2011, 60 (4): 615 – 621

[2] Miyake H, Terakawa T, Furukawa J, et al. Prognostic significance of tumor extension into venous system in patients undergoing surgical treatment for renal cell carcinoma with venous tumor thrombus. Eur J Surg Oncol, 2012, 38(7): 630 – 636

［3］国家癌症中心，卫生部疾病预防控制局．中国肿瘤登记年报［M］．北京：军事医学科学出版社，2011，94－129

［4］国家癌症中心，卫生部疾病预防控制局．中国肿瘤登记年报［M］．北京：军事医学科学出版社，2012，118－153

［5］Lindblad P. Epidemiology of renal cell carcinoma. Seand J Surg, 2004, 93(2)：88－96

［6］Bergstrom A, Hsieh CC, Lindblad P, et al. Obesity and renal cell cancer－a quantitative review. Br J Cancer, 2001, 85：984－990

［7］Pischon T, Lahmann PH, Boeing H, et al. Body size and risk of renal cell carcinoma in the European Prospective Investigation into Cancer and Nutrition(EPIC). Int J Cancer, 2006, 118(3)：728－738

［8］Ljungberg B, Bensalah K, Canfield S, et al. EAU guidelines on renal cell carcinoma：2014 update. Eur Urol, 2015, 67：913－924

［9］Blute ML, Leibovich BC, Lohse CM, et al. The Mayo clinic experience with surgical management, complications and outcome for patients with renal cell carcinoma and venous tumor thrombu. BJU Int, 2004, 94(1)：33－41

［10］González J. Update on surgical management of renal cell carcinoma with venous extension. Curr Urol Rep, 2012, 13(1)：8－15

［11］Reese AC, Whitson JM, Meng MV. Natural history of untreated renal cell carcinoma with venous tumor thrombus. Urol Oncol, 2013, 31(7)：1305－1309

［12］Bansal RK, Tu HY, Drachenberg D, et al. Laparoseopic management of advanced renal cell carcinoma with renal vein and inferior vena cava thrombus. Urology, 2014, 83(4)：812－816

［13］Gill IS, Metcalfe C, Abreu A, et al. Robotic level Ⅲ inferior vena cava tumor thrombectomy：initial series. J Urol, 2015, 194：929－938

［14］Haidar GM, Hicks TD, El－Sayed HF, et al. Treatment options and outcomes for caval thrombectomy and resection for renal cell carcinoma. J Vasc Surg Venous Lymphat Disord, 2017, 5(3)：430－436

［15］田晓军，刘茁，肖若陶，等．完全后腹腔镜下治疗肾癌合并 Mayo 分级 0 级静脉癌栓18例报告［J］．中国微创外科杂志，2018，18(3)：241－243

［16］刘茁，马潞林，田晓军，等．根治性肾切除术＋下腔静脉癌栓取出术治疗 Mayo 0－Ⅳ级下腔静脉癌栓的临床经验．中华泌尿外科杂志［J］，2017，38(11)：842－847

［17］Mcdougall E, Clayman RV, Elashry OM. Laparoscopic radical nephrectomy for renal tumor：the Washington University experience. J Urol, 1996, 155：1180－1185

［18］Romero FR, Muntener M, Bagga HS, et al. Pure laparoscopic radical nephrectomy with level Ⅱ vena eaval thrombectomy. Urology, 2006, 68：1112－1114

［19］Bansal RK, Tu HY, Drachenberg D, et al. Laparoscopic management of advanced renal cell carcinoma with renal vein and inferior vena cava thrombus. Urology, 2014, 83：812－816

［20］Hoang AN, Vaporcyian AA, Matin SF. Laparoscopy－assisted radical nephrectomy with inferior vena caval thrombectomy for level Ⅱ to Ⅱ tumor thrombus：a single－institution experience and review of the literature. J Endourol, 2010, 24：1005－1012

［21］Abaza R. Initial series of robotic radical nephrectomy with vena caval tumor thrombectomy. Eur Urol, 2011, 59：652－656

［22］Sun Y, de Castro Abreu AL, Gill IS. Robotic inferior vena cava thrombus surgery：novel strategies. Curr Opin Urol, 2014, 24：140－147

［23］Haferkamp A, Bastian PJ, Jakobi H, et al. Renal cell carcinoma with tumor thrombus extension into the vena cava: prospective long – term followup. J Urol, 2007, 177(5): 1703 – 1708

[24] Boorjian SA, Sengupta S, Blute ML. Renal cell carcinoma: vena caval involvement. BJU Int, 2007, 99: 1239 – 1244

[25] Toren P, Abouassaly R, Timilshina N, et al. Results of a national population – based study of outcomes of surgery for renal tumors associated with inferior vena cava thrombus. Urology, 2013, 82: 572 – 578

[26] Martínez – Salamanca JI, Linares E, González J, et al. Lessons learned from the International Renal Cell Carcinoma – Venous Thrombus Consortium(IRCC – VTC). Curr Urol Rep, 2014, 15: 1 – 9

[27] Abel EJ, Thompson RH, Margulis V, et al. Perioperative outcomes following surgical resection of renal cell carcinoma with inferior vena cava thrombus extending above the hepatic veins: a contemporary multi-center experience. Eur Urol, 2014, 66: 584 – 592

[28] Moinzadeh A, Libertino JA. Prognostic significance of tumor thrombus level in patients with renal cell carcinoma and venous tumor thrombus extension. Is all T_{3b} the same? J Urol, 2004, 171(2 Pt 1): 598 – 601

[29] Shao PF, Li J, Qin C, et al. Laparoscopic Radical Nephrectomy and Inferior Vena Cava Thrombectomy in the Treatment of Renal Cell Carcinoma. Eur Urol, 2015, 68(1): 115 – 122

[30] 马潞林, 刘茁. 肾癌并肝段和肝以上下腔静脉癌栓的诊治体会[J]. 中华泌尿外科杂志, 2017, 38 (7): 481 – 484

[31] Mueller – Lisse UG, Mueller – Lisse UL. Imaging of advanced renal cell carcinoma. World J Urol, 2010, 28: 253 – 261

[32] Sheth S, Scatarige JC, Horton KM, et al. Current concepts in the diagnosis and management of renal cell carcinoma: role of muhidetector ct and three – dimensional CT. Radiographics, 2001, 21: S237 – 254

[33] Aslam SA, Teh J, Nargund VH, et al. Assessment of tumor invasion of the vena caval wall in renal cell carcinoma cases by magnetic resonance imaging. J Urol, 2002, 167: 1271 – 1275

[34] Motzer RJ, Hutson TE, Cella D, et al. Pazopanib versus sunitinib in metastatic renal – cell carcinoma. N Engl J Med, 2013, 369(8): 722 – 731

[35] Sassa N, Kato M, Funahashi Y, et al. Efficacy of pre – surgical axitinib for shrinkage of inferior vena cava thrombus in a patient with advanced renal cell carcinoma. Jpn J Clin Oncol, 2014, 44(4): 370 – 373

[36] Rini BI, Garcia J, Elson P, et al. The effect of sunitinib on primary renal cell carcinoma and facilitation of subsequent surgery. J Urol, 2012, 187(5): 1548 – 1554

[37] Karakiewicz PI, Suardi N, Jeldres C, et al. Neoadjuvant sutent induction therapy may effectively down – stage renal cell carcinoma atrial thrombi. Eur Urol, 2008, 53(4): 845 – 848

[38] Shuch B, Riggs S B, Larochelle J C, et al. Neoadjuvant targeted therapy and advanced kidney cancer: observations and implications for a new treatment paradigm. BJU Int, 2008, 102(6): 692 – 696

[39] Chopra S, Simone G, Metcalfe C, et al. Robot – assisted Level II – III Inferior Vena Cava Tumor Thrombectomy: Step – by – Step Technique and 1 – Year Outcomes. Eur Urol, 2017, 72(2): 267 – 274

[40] Kalman D, Varenhorst E. The role of arterial embolization in renal cell carcinoma. Scand J Urol Nephrol, 1999, 33: 162 – 170

[41] Lardas M, Stewart F, Scrimgeour D, et al. Systematic Review of Surgical Management of Nonmetastatic Renal Cell Carcinoma with Vena Caval Thrombus. Eur Urol, 2016, 70(2): 265 – 280

[42] Thomas AA, Rini BI, Stephenson AJ, et al. Surgical resection of renal cell carcinoma after targeted therapy. J Urol, 2009, 182(3): 881 – 886

[43] Xu B, Zhao Q, Jin J, et al. Laparoscopic versus open surgery for renal masses with infrahepatic tumor thrombus: the largest series of retroperitoneal experience from China. J Endourol, 2014, 28: 201 – 207

［44］王国良，马潞林，毕海，等. 完全腹腔镜手术治疗肾细胞癌合并下腔静脉癌栓的临床分析［J］. 中华泌尿外科杂志，2015，36：653 - 656

［45］Hoang AN, Vaporcyian AA, Matin SF. Laparoscopy - assisted radical nephrectomy with inferior vena caval thrombectomy for level Ⅱ to Ⅲ tumor thrombus：a single - institution experience and review of the literature. J Endourol, 2010, 24：1005 - 1012

［46］Disanto V, Pansadoro V, Portoghese F, et al. Retroperitoneal laparoscopic radical nephrectomy for renal cell carcinoma with infrahepatic vena caval thrombus. Eur Urol, 2005, 47：352 - 356

［47］Whitson JM, Reese AC, Meng MV. Population based analysis of survival in patients with renal cell carcinoma and venous tumor thrombus. Urol Oncol, 2013, 31：259 - 263

［48］Psutka SP, Leibovich BC. Management of inferior vena cava tumor thrombus in locally advanced renal eell carcinoma. Ther Adv Urol, 2015, 7：216 - 229

［49］Pouliot F, Shueh B, LaRocheHe JC, et al. Contemporary management of renal tumors with venous tumor thrombus. J Urel, 2010, 184(3)：833 - 841

［50］Hirono M, Kobayashi M, Tsushima T, et al. Impacts of clinicopathologic and operative factors on short - term and long - term survival in renal cell carcinoma with venous tumor thrombus extension：a multi - institutional retrospective study in Japan. BMC cancer, 2013, 13：447

［51］Abel EJ, Carrasco A, Karam J, et al. Positive vascular wall margins have minimal impact on cancer outcomes in non - metastatic RCC patients with tumor thrombus. BJU Int, 2013, 114(5)：667 - 673

［52］马闰卓，王国良，张树栋，等. 腔镜时代选择开放术式治疗肾癌伴下腔静脉癌栓的影响因素［J］. 中华泌尿外科杂志，2017，38(7)：515 - 518

［53］秦超，邵鹏飞，李普，等. 体外循环下腹腔镜、胸腔镜联合小切口治疗肾癌合并Ⅳ级癌栓的安全性和疗效分析. 中华泌尿外科杂志［J］，2014，35：414 - 417

（朱　凯　薛建新　杨　杰　史又文　王　清　王增军）

经典案例十五

双侧肾肿瘤 I 期肾部分切除术

导读：双侧肾肿瘤临床较少见，发病率占散发肾肿瘤的 2% ~ 4%，但在一些家族遗传病中发病率却高达 83%，常见的家族遗传病包括：遗传性乳头状肾癌、林道（Von Hippel – Lindau，VHL）病、家族性透明细胞癌和家族性肾腺瘤伴发 Birt – Hogg – Dub 综合征[1]。根据双侧肾肿瘤发病时间间隔不同，可将双侧肾肿瘤分为同时性双侧肾肿瘤和异时性双侧肾肿瘤。双侧肾肿瘤两侧病灶的病理类型可以相同，也可以不同。透明细胞癌是双侧肾癌的主要病理类型，其次是乳头状癌，它在双侧肾肿瘤中的发生率也相当高[2]，宫大鑫等人报道了 22 例双侧肾肿瘤中有 4 例患者的双侧病灶病理类型不相同，其中 2 例为一侧透明细胞癌，另一侧为嫌色细胞癌；2 例为一侧透明细胞癌，另一侧为乳头状癌[3]。异时性双侧肾癌是先有一侧肾脏发病，经过一段时间后另一侧肾脏再发生病变；有人认为是先前的转移病灶，但相关研究表明异时性双侧肾肿瘤的两侧病理类型也可以完全不相同，因此后发病侧肾肿瘤也可是后发病变。因为异时性双侧肾肿瘤的处理原则与普通单发肾肿瘤的诊断和治疗并无明显差异。因此，本文主要探讨同时性双侧肾肿瘤的处理方法与治疗原则。

腹腔镜下肾部分切除术已经成为治疗直径小于 4cm 肾肿瘤的"标准治疗方案"[4]。双侧肾肿瘤是保留肾单位手术的绝对适应证，但是相当一部分为复杂性肿瘤，如完全内生型肾肿瘤、肾门肿瘤、巨大肿瘤，其手术难度大，而且术中热缺血时间窗有限，对此类肿瘤行保留肾单位手术对术者腹腔镜操作技术要求非常高。此外，对于双肾肿瘤目前提倡分期处理，原因是同期处理增加急性肾功能不全及透析的风险[5,6]。另外，分期手术可以根据第一次手术的病理结果及肾功能保留情况制订第二次手术的策略。

机器人平台的应用极大地促进了腹腔镜技术的发展，由于其微创、精确和稳定的优势，采用机器人辅助腹腔镜技术同期治疗双肾肿瘤成为可能，以获得肿瘤控制及肾功能保护两方面的最大利益。本案例中患者同时患有双侧肾肿瘤，手术指征明确，鉴于治疗成本和患者强烈要求同时处理双侧肾肿瘤。同时，由于器械及手术技术发展，特别是机器人时代的来临，保留肾单位手术在技术上已经成为常规，现将我们的一例双侧肾肿瘤 I 肾部分切除术报道如下。

【关键词】肾肿瘤；双侧肾肿瘤；机器人手术；保留肾单位手术

1　病案资料

患者卞××，女，53 岁，教师，因"体检发现双肾占位 3 天"入院。患者 3 天前单位体检行泌尿系 B 超发现双肾占位，后至门诊进一步查 CT 平扫 + 增强提示：双肾下极圆形肿块影，直径约 2.5cm（左）和 1.9cm（右）（图 15 – 1），考虑右肾癌可能性大；左肾错构瘤可能性大，肾癌不能排除。患者因双肾占位，心理负担较大，要求手术同时处理双侧肾肿瘤，希望最大限度保留双肾，为寻求更好治疗，来我院门诊就诊，门诊拟"双肾肿瘤"收住入院。病程中患者无特殊不适，无明显畏寒、发热，无恶心、呕吐，无胸闷、心悸，无腹泻、便秘，无尿频、尿急、尿痛，无肉眼血尿，近期体重未见明显改变。

既往病史："高血压"史 2 年余，不规则服用降血压药物。否认"糖尿病""冠心病"等慢性病史，否认"肝炎""结核"等传染病史，否认手术、外伤、输血史，否认食物、药物过敏史。否认烟酒等不良嗜好，否认长期接触工业化学用品。无家族性遗传病及肿瘤癌症史。

专科查体：发育正常，营养良好，腹部未见明显膨隆，全腹软，未及明显包块，无压痛及反跳痛，双肾区无明显叩痛。

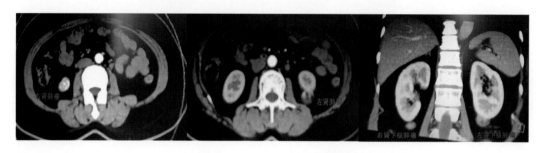

图 15 – 1　增强 CT 和三维重建

注：右肾下极占位（肾癌可能性大）及左肾下极占位（错构瘤可能性大）

2　病情分析及治疗方案

该中年女性患者，因体检发现双肾占位，无特殊病史，结合 CT 平扫 + 增强提示：肾肿瘤均位于双肾下极，考虑右肾癌可能性大，左肾错构瘤可能性大。我们建议患者可先行右侧肾部分切除术，恢复 1 个月后再处理左侧肾肿瘤或者密切随访。但患者及家属强烈要求同时处理双侧肾肿瘤，考虑手术的安全性，结合患者家庭经济良好，经科室治疗组讨论决定经腹途径机器人辅助下双侧肾肿瘤Ⅰ期剜除术，因左侧肾错构瘤可能性大，故先行左侧肾肿瘤剜除术，在手术顺利的情况下，再改变体位行右侧肾肿瘤剜除术（以防右侧肾肿瘤的医源性种植）。以达到彻底切除肿瘤的同时最大限度为患者保留正常肾单位。

3　手术步骤及要点

（1）左肾肿瘤剜除术体位选择及 Trocar 分布：麻醉成功后，病者先取右侧卧位，垫高腰部。建立气腹后，于脐上在气腹针引导下置入 12mm 机器人观察 Trocar，在观察镜监视下于腹部呈扇形放置 2 个 8mm 机器人金属 Trocar。于镜头 Trocar 与肋缘下 Trocar 连线中点偏向左侧置入 12mm Trocar，同样，于镜头 Trocar 与髂嵴下 Trocar 连线中点偏向右侧置入 12mm Trocar，该两个 Trocar 为辅助孔，其后置入各相应操作器械。应注意：使镜头孔、肾脏中点、"达·芬奇"机器人中心柱三点呈一直线。

（2）打开左结肠旁沟，适当分离腹膜外脂肪，依次打开 Gerota's 筋膜、肾周脂肪囊，在肾脏背侧向下游离肾脏，于左肾下极寻及一明显肿物，色泽红润，肉眼表现为错构瘤，大小约 2.5cm×2.0cm，与正常肾脏组织境界清（图 15－2）。暴露出肾肿瘤和正常肾皮质界线，清理肾脏肿瘤周围的脂肪组织，以能完整切除肿瘤后便于良好缝合为度。应注意：首先打开结肠旁沟，将升结肠推向内侧暴露肾脏，切不可在结肠内侧分离暴露，易损伤肠系膜血管。

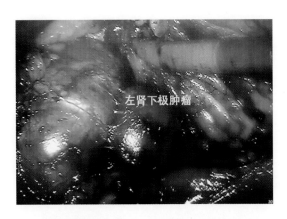

图 15－2 　左侧肾脏下极肿瘤：色泽红润，大小约 2.5cm×2.0cm

（3）寻找肾门血管：打开肾周筋膜后，充分暴露肾门区域，钝性及锐性分离，游离出肾动脉。应注意：充分游离肾动脉，充分暴露可能的副肾动脉。

（4）肿瘤剜除及创面缝合：在左肾动脉良好暴露的前提下（阻断备用），因左侧肿瘤位于肾下极，且与肾脏接触面积较小，为最大限度降低因阻断肾动脉引起的缺血－再灌注损伤。在未行左肾动脉阻断情况下，沿肾脏肿瘤与正常肾皮质界线，以机器人 1 号臂电剪在电凝下予以完整剜除，术中虽未阻断，但出血量少。后用 2－0 Quill 倒刺线连续缝合关闭肾脏肿瘤剜除后创面，创面无明显出血及渗出，在左侧肾窝旁留置腹腔引流管一根。

（5）右肾肿瘤剜除术体位选择及 Trocar 分布：更换体位至左侧卧位，脐部观察孔 Trocar 位置不变，在观察镜监视下于腹部呈扇形放置 2 个 8mm 机器人金属 Trocar。两个 Trocar 为辅助孔位置不变，其后置入各相应操作器械。置入各相应操作器械。

（6）显露肾周筋膜：沿结肠旁沟切开右侧腹膜，并切断肝结肠韧带，将结肠翻向内下，显露出肾周筋膜。

（7）分离右肾门血管：打开肾周筋膜，向内侧推开结肠，暴露肾门区域，钝性及锐性分离，游离出肾动脉主。

（8）暴露肾肿瘤：在肾周筋膜内用钝性结合锐性分离的方法充分游离右肾下极肿瘤，暴露出肾肿瘤和正常肾皮质界线，清理肾脏肿瘤周围的脂肪组织，以能完整切除肿瘤后便于良好缝合为度。右肾肿瘤位于肾下极，大小约1.8cm×1.5cm，同样，肿瘤与正常肾脏组织接触面积不大，且有明显的包膜（图15-3）。

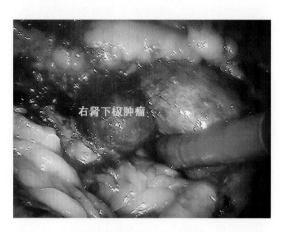

图15-3　右侧肾脏下极肿瘤，大小约1.8cm×1.5cm

（9）肿瘤剜除及创面缝合：与处理左侧肾肿瘤相似，右侧肿瘤与位于肾下极，且与肾脏接触面积较小，为最大限度降低因阻断肾动脉引起缺血再灌注损伤。故在未行右肾动脉阻断情况下，沿肾脏肿瘤与肾脏包膜，以机器人1号臂电剪在电凝下予以完整剜除，出血量少。后用2-0 Quill倒刺线连续缝合关闭肾脏肿瘤剜除后创面，创面无明显出血及渗出，在右侧肾窝旁留置腹腔引流管一根（图15-4）。

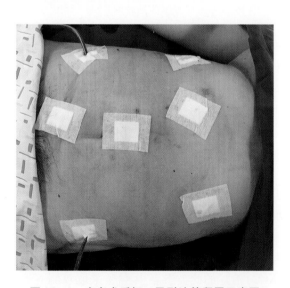

图15-4　患者术后切口及引流管留置示意图

4　手术结果及随访

手术总时长 2.5 小时，出血约 150ml，双肾动脉均未行暂时性阻断。术中及术后未出现并发症。术后第 2 天拔除导尿管；留置腹腔引流管，术后第 1 天左、右侧引流量均小于50ml，术后第 2 天予以拔除。术后第 2 天进食半流质，术后第 3 天恢复正常饮食。术后绝对卧床 3 天，第 4 天下床活动后出院，嘱其 1 个月内勿剧烈活动。术后病理示：左侧肿瘤为血管平滑肌脂肪瘤；右侧肾肿瘤为透明细胞癌 Ⅰ～Ⅱ 级，肿瘤局限于肾包膜内，肿瘤基底、切缘均未见癌残留。术后 3 个月、6 个月及 1 年分别来我院门诊复查，随访至今，未出现明显并发症及术后复发转移，复查肾功能正常。

5　讨论

双侧肾肿瘤是保留肾单位手术的绝对适应证，因为对双侧肾肿瘤采取根治性切除后需终身肾替代治疗，由此导致的心血管事件及死亡的风险增加[7]，有研究发现根治性肾切除后行肾替代治疗的患者比部分肾切除术患者的生存期要短[8,9]。双侧肾肿瘤由于其疾病的特殊性应首选保留肾单位的手术，Becker 等[10]对 3097 例因双侧肾肿瘤行肾单位保留手术的患者进行跟踪报道，其中手术后 5 年以上生存率达到 56.7%。研究表明，保留肾单位手术治疗可以很好地提高双侧肾肿瘤患者的存活率及生存质量。保留肾单位手术在治疗与控制肾肿瘤的效果上与根治性肾切除术无明显差异性[11]。

针对散发、无转移性、同时性双侧肾肿瘤的手术治疗应权衡肿瘤控制与肾功能保护两方面的利弊，外科治疗采取分期手术还是同期手术，仍存在争议。一些学者采用分期手术处理双侧肾肿瘤，两侧手术间隔平均 6 周至 3.5 个月，尚无患者需要进行临时透析[12]。也有学者采用双侧肾脏同期手术，取得良好的效果，且同期手术与分期手术在并发症及肿瘤学结果方面相似[13]。我们在同时处理双肾肿瘤时，倾向于先处理肿瘤良性可能较大（以防恶性肿瘤可能较大侧的医源性种植）、肿瘤负荷较小、手术较简单的一侧，在手术顺利的情况下，再处理对侧。由于有了肾功能储备，为术者处理出现术后出血及漏尿等并发症留取更多选择空间[14]。

保留肾单位手术（NSS）方式主要包括：肿瘤剜除术、肾部分切除术等。一般通过肿瘤的位置、大小、数目，以及与肾脏集合系统的关系来确定手术的具体方式[15]，因此术前的影像学检查对手术的方式、可行性等可做出合理的评价，其中首选 CT 影像学检查，能够很好地了解肿瘤与肾脏的解剖学关系，明确手术的难易程度及术后并发症的发生概率。

在条件允许的情况下，对于双侧肾肿瘤患者应争取同时行双侧保留肾单位手术，以获得肿瘤控制及肾功能保护两方面的最大利益。韩苏军等人报道了 16 例同时性双侧肾肿瘤患者中 3 例（18.75%）行双侧 NSS，术后均未发现急性或慢性肾功能不全[16]。国外研究报道的双侧保留肾单位手术比例明显高于国内，而 Lowrance 等报道了在纪念斯隆－凯特琳癌症中心（MSKCC）治疗的此类患者中 44% 采取双侧 NSS 治疗，且这一比例有逐年增高趋势[13]。除了选择 NSS 外，对于条件较好的一侧肿瘤也有学者选择射频消融治疗[17]，甚至有学者提出针对高龄双侧肾肿瘤患者的低危小肿瘤可选择随访观察的策略[18]。

由于器械及手术技术发展,特别是机器人时代的来临,NSS在技术上已经成为常规。本病例根据肿瘤位置,选择经腹腔途径机器人手术。患者双侧肿瘤均位于肾脏下极,且与肾脏接触面积较小,所以均在未阻断肾动脉的情况下行肾部分切除和肿瘤剜除术。最大限度保留了该患者术后肾功能,避免了终身透析替代或肾移植所带来的痛苦。然而,不是所有的双侧肾肿瘤都能行Ⅰ期NSS手术治疗,以下情况下适合行Ⅰ期双侧NSS手术:①双侧肿瘤直径小于4cm,限于肾的一极或表面;②一侧肿瘤直径大于4cm或者多发,另一侧肿瘤直径小于4cm。当双侧肿瘤大于4cm时,没有NSS手术的指征。近年来也有学者认为7cm是能否选择保留肾单位手术的分界[19]。

双侧肾肿瘤是肾肿瘤的一种少见类型,其病情重,预后相对较差。相关的研究表明,肿瘤的大小、肿瘤的分期对患者的预后有影响。肿瘤直径较小、分期较低的患者预后较好,直径大、分期较高的患者预后差[20]。双侧肾肿瘤的诊断与普通肾肿瘤相比并没有特殊性,病理类型也常常以透明细胞癌为主,但一旦发现病灶应尽可能行手术治疗。手术方式应首选保留肾单位手术。VHL病、肾癌家族史、年龄等都为双侧肾肿瘤的独立风险因素。双侧肾肿瘤与VHL等遗传性疾病有重大的关联。在治疗上不管是转移性病灶还是原发病灶都应遵循尽可能行肾单位保留手术的外科治疗。

与普通腹腔镜相比,机器人具有独特的优势:裸眼3D高清视野、解剖更加精细减少副损伤、七个自由度的灵活机械手腕减少操作死角、降低缝合难度、操作更为精准。采用机器人完成保留肾单位手术,可减少热缺血时间,减少切缘阳性率、卫星灶残留及术后出血、漏尿等并发症,避免过多切除肾实质及盲目地缝合对肾实质造成的损伤[21-22]。因此,机器人辅助腹腔镜肾部分切除术Ⅰ期治疗双侧肾肿瘤是安全可行的。

参 考 文 献

[1] Steinbach F, Novick AC, Zincke H, et al. Treatment of renal cell carcinoma in von Hippel – Lindau disease: a multicenter study. J Urol, 1995, 153(6): 1812 – 1816

[2] Schmidt L1, Junker K, Nakaigawa N, et al. Novel mutations of the MET proto – oncogene in papillary renal carcinomas. Oncogene, 1999, 18(14): 2343 – 2350

[3] 宫大鑫,李泽良,王侠,等. 双侧肾癌诊断和治疗策略[J]. 中华泌尿外科杂志,2007,28(9) 585 – 587

[4] Ljungberg B, Bensalah K2, Canfield S, et al. EAU guidelines on renal cell carcinoma: 2014 update. Eur Urol, 2015, 67(5): 913 – 924

[5] Phelan MW. Small renal mass with contralateral large renal mass: remove large renal mass first in staged fashion. Pro. J Urol, 2012, 188(1): 18 – 19

[6] Funahashi Y, Hattori R, Yamamoto T, et al. Relationship between renal parenchymal volume and single kidney glomerular filtration rate before and after unilateral nephrectomy. Urology, 2011, 77(6): 1404 – 1408

[7] Go AS, Chertow GM, Fan D, et al. Chronic kidney disease and the risks of death, cardiovascular events, and hospitalization. N Engl J Med, 2004, 351(13): 1296 – 1305

［8］Huang WC, Levey AS, Serio AM, et al. Chronic kidney disease after nephrectomy in patients with renal cortical tumours: A retrospective cohort study. Lancet Oncol, 2006, 7(9): 735 − 740

［9］Mashni JW, Assel M, Maschino A, et al. New Chronic Kidney Disease and Overall Survival After Nephrectomy for Small Renal Cortical Tumors. Urology, 2015, 86(6): 1137 − 1143

［10］Becker F, Siemer S, Tzavaras A, et al. Long − term survival in bilateral renal cell carcinoma: a retrospective single − institutional analysis of 101 patients after surgical treatment. Urology, 2008, 72(2): 349 − 353

［11］Leibovich BC, Blute M, Cheville JC, et al. Nephron sparing surgery for appropriately selected renal cell carcinoma between 4 and 7cm results in outcome similar to radical nephrectomy. J Urol, 2004, 171(3): 1066 − 1070

［12］Woodson B, Fernandez R, Stewart C, et al. Bilateral synchronous sporadic renal masses: intermediate functional and oncological outcomes at a single institution. Int Urol Nephrol, 2013, 45(3): 619 − 625

［13］Lowrance WT, Yee DS, Maschino AC, et al. Developments in the surgical management of sporadic synchronous bilateral renal tumours. BJU Int, 2010, 105(8): 1093 − 1097

［14］Phelan MW. Small renal mass with contralateral large renal mass: remove large renal mass first in staged fashion. Pro. J Urol, 2012, 188(1): 18 − 19

［15］Licht MR, Novick AC, Goormastic M. Nephron sparing surgery in incidental versus suspected renal cell carcinoma. J Urol, 1994, 152(1): 39 − 42

［16］韩苏军, 鲁力, 王栋, 等. 散发、无转移、同时性双侧肾细胞癌外科治疗的疗效观察[J]. 临床肿瘤学杂志, 2016, 21(2): 175 − 178

［17］Zhang S, Zhao X, Ji C, et al. Radiofrequency ablation of synchronous bilateral renal cell carcinoma. Int J Urol, 2012, 19(3): 241 − 247

［18］士勇, 徐勇, 杨全成, 等. 老年患者双肾肿瘤的半保守治疗[J]. 临床泌尿外科杂志, 2006, 11(21): 838 − 841

［19］邓国贤, 胡自力. 双侧肾癌的诊治进展[J]. 重庆医学, 2011, 40(23): 2387 − 2389

［20］Hintzy MC, Hupertan V, Larousserie F, et al. Sporadic bilateral kidney tumour: practical approach and place of conservative surgery. Prog Urol, 2006, 16(2): 134 − 138

［21］Simmons MN, Hillyer SP, Lee BH, et al. Functional recovery after partial nephrectomy: effects of volume loss and ischemic injury. J Urol, 2012, 187(5): 1667 − 1673

［22］Heinze A, Larcher A, Umari P, et al. Assessing perioperative, functional and oncological outcomes of patients with imperative versus elective indications for robot − assisted partial nephrectomy: Results from a high − volume center. Int J Urol, 2018, 25(9): 826 − 831

（夏佳东　杨　杰　黄　杰　范新国　奚　荻　宋宁宏）

经典案例十六

膀胱部分切除术治疗膀胱炎性肌纤维母细胞瘤

导读：炎性肌纤维母细胞瘤(inflammatory myofibroblastic tumor，IMT)以往又叫炎性假瘤、肌纤维母细胞瘤、浆细胞性肉芽肿等。2002 年，WHO 软组织肿瘤国际组织学分类专家组正式命名为炎性肌纤维母细胞瘤，定义为由分化性的梭形纤维母细胞/肌母细胞组成的，常伴大量浆细胞和(或)淋巴细胞的一种肿瘤，是一种罕见的间充质瘤，具有中等恶性潜能。它起源于各种器官，如肺、腹膜后，以及骨盆等。发病年龄多见于儿童和青少年[1-2]。膀胱炎性肌纤维母细胞瘤(inflammatory myofibroblastic tumor of the bladder，IMTB)最早由 Roth 于 1980 年报道[3]，2005 年金百冶等报道了中国第 1 例以 IMT 命名的发生于膀胱的 IMT 患者[4]，近些年来关于发生于膀胱的 IMT 相关报道增多。

肿瘤的外科治疗，既要保证根治性切除肿瘤，避免残留，又要尽可能保护患者机体正常的生理功能，保障其术后的生活质量。对于恶性程度不高的罕见肿瘤(如 IMTB)，术前仅依靠影像学检查结果进行定性诊断较困难，术中需在直视下根据肿瘤形态、大小、侵犯程度进行判断，灵活决定手术策略，以达到精准切除、确切缝合的要求，在完整切除肿瘤和尽可能保留正常组织之间取得最佳平衡。因此在 IMTB 手术治疗过程中，术者对于手术视野、操作的灵活度要求较高。

【关键词】 膀胱肿瘤；膀胱部分切除术；炎性肌纤维母细胞瘤；机器人手术

1 病案资料

患者陈××，男，21 岁，学生，未婚未育。患者于 2018 年无明显诱因下出现肉眼血尿十余日，尿中有小血块，伴尿频、尿急、尿痛症状，同时感腰酸及下腹坠胀，无发热、畏寒，无腹痛、腹泻。后至我院泌尿外科门诊就诊，查中下腹 CT 平扫示：双侧肾盂、肾盏及输尿管无明显扩张积水征象，内无异常密度影；膀胱充盈良好，其内未见异常密度影；前列腺中野见小圆形低密度影，直径约 0.7cm；两侧精囊腺未见明显异常；盆腔及腹股沟未见肿大淋巴结；腹主动脉周围无肿大淋巴结，腹腔未见积液(图 16 - 1)。遂予患者抗感染、止血治疗 1 周，但肉眼血尿症状未减轻，故建议行膀胱尿道镜检查：膀胱镜进镜顺利，尿道及前列腺黏膜未见异常，膀胱内偏右侧可见一球形占位，表面明显出血，右侧输尿管开口未及，左侧输尿管开口于膀胱三角区，喷尿色清（图 16-2）。遂以"膀胱占位"收治入院。

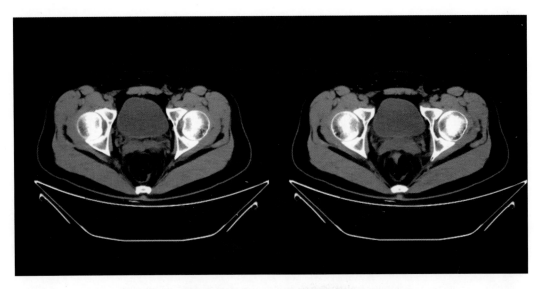

图 16-1　患者术前中下腹 CT 平扫未见膀胱内明显异常

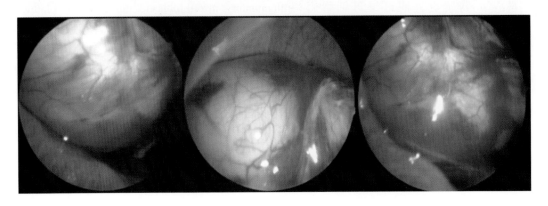

图 16-2　膀胱镜检查可见膀胱偏右侧一球形占位，表面出血

患者以"膀胱占位"收入院后，完善盆腔 CT 增强及 MR 检查。盆腔增强 CT 示：膀胱充盈良好，右后壁见不规则轻度强化灶，大小约 4.5 cm×5.1 cm×5.8 cm，周围脂肪间隙模糊；前列腺及两侧精囊腺未见明显异常；盆腔及腹股沟未见肿大淋巴结（图 16-3）。MRI 示：膀胱充盈良好，膀胱右侧见不规则长 T_1 长 T_2 信号约 4.9 cm×3.6 cm×5.3 cm，边界欠清，信号欠均匀，DWI 呈高信号，增强明显不均匀强化，边缘见片状短 T_1 短 T_2 信号；前列腺内见直径约 10 mm 的类圆形长 T_1 长 T_2 信号，双侧精囊腺大小形态及其信号未见异常；膀胱直肠陷窝未见积液征象；盆周未见异常增大的淋巴结影；所示骨盆及其周围肌肉未见异常（图 16-4）。本院影像科医师根据增强 CT 及 MRI，术前诊断该患者膀胱肿瘤为可能为神经源性肿瘤及黏液腺瘤（癌）。

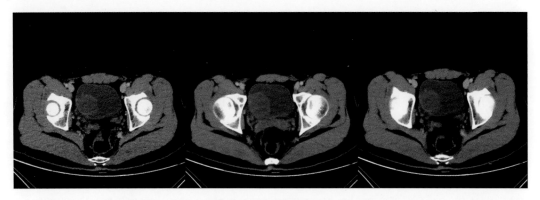

图 16 - 3　患者增强 CT 可见右后壁见不规则轻度强化灶，大小约 4.5cm×5.1cm×5.8cm

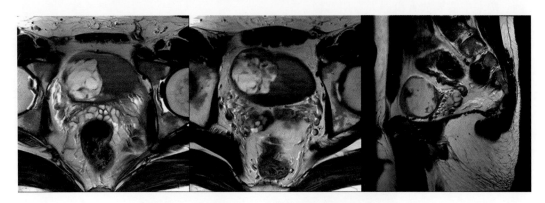

图 16 - 4　患者盆腔 MRI

注：示膀胱右侧见不规则长 T_1 长 T_2 信号约 4.9cm×3.6cm×5.3cm，边界欠清，信号欠均匀，DWI 呈高信号，增强明显不均匀强化

　　既往病史：患者平素体检，否认"糖尿病""高血压""冠心病"等慢性病史，否认"肝炎""结核"等传染病史，否认手术、外伤、输血史，否认食物、药物过敏史。否认烟酒等不良嗜好，否认长期接触工业化学用品。无家族性遗传病及肿瘤、癌症史。

　　专科查体：双肾区无明显叩击痛，输尿管径路无压痛，膀胱区无明显膨隆，轻压痛，外生殖器未见明显异常。

2　病情分析及治疗方案

　　本案例为一位 21 岁男性患者，因血尿就诊，CT 平扫膀胱未见明显异常，后经膀胱镜检查发现肿物，肿物表面明显出血。收住入院后完善增强 CT 及 MR 检查，占位明显，影像科医生诊断为神经源性肿瘤及黏液腺瘤（癌）可能。因术前从影像学角度对占位性质的判断较为模糊，难以明确肿瘤良恶性，且患者年龄较小，应尽可能为其保留膀胱功能。考虑到"达·芬奇"机器人手术系统具有高清放大、操作稳定、高度灵活等优点，术中可以细致观察肿瘤表面形态结构及与周边组织的关系，利于术中进一步判断肿瘤性质，同时"达·芬奇"机器人手术平台在缝合上具有巨大优势，利于肿物切除后的膀胱重建，我们决定为患者进行机器人辅助腹腔镜下膀胱部分切除术（备根治术）。术后根据病理结果决定后续随访、化疗方案(若必要)。

3 手术步骤及要点

(1)患者术中体位及 Trocar 分布:患者全身麻醉后行气管插管,因膀胱肿瘤位于膀胱右侧壁输尿管开口附近,为避免损伤输尿管,先行在膀胱镜引导下置入右侧输尿管双"J"管一根。后患者取"人"字仰卧位,取脐上 2cm 横行切口在气腹针引导下置入 12mm 机器人观察 Trocar,作为镜头孔。另取左、右锁骨中线上,距离镜头 8cm 作为左右器械孔,平脐距观察孔左侧约 4cm 处切开,置入 12mm Trocar(第一辅助孔),于脐下垂直约1cm 与左腋前线交点处切开,置入 12mm Trocar(第二辅助孔)。镜头孔和器械孔之间,及所取辅助孔,使之构成等腰三角形。后取头低脚高 20°~30°,将机器人定泊于患者两腿间,按术中需要放置机器人专用器械。

(2)游离膀胱及肿瘤切除:在监视器下,自两侧脐旁韧带及脐正中韧带处切开,自腹膜腔进入腹膜外膀胱前间隙。充分游离膀胱前壁至膀胱颈部,经导尿管向膀胱内注射生理盐水 200ml,显露出膀胱轮廓(图 16-5),打开膀胱前壁,确定膀胱内病变位置(图 16-6),并以先前置入的双"J"管作为标志,避免损伤到右侧输尿管及其开口,在距肿瘤边缘约1cm 处切除部分膀胱(图 16-7)。将切除的肿瘤组织放入防渗漏标本袋,防止肿瘤播散。

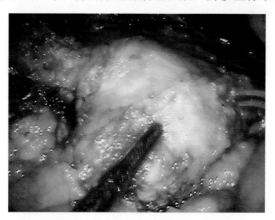

图 16-5　术中充分游离后的膀胱

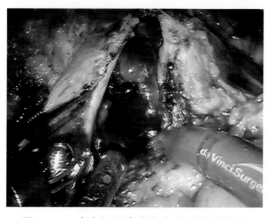

图 16-6　术中打开膀胱前壁,确定肿瘤位置

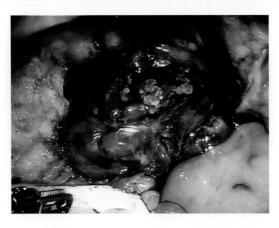

图16-7　术中在距肿瘤边缘约1cm处完整切除膀胱肿瘤

（3）膀胱壁的缝合：用2-0的Vloc倒刺线缝合全层膀胱（图16-8），向膀胱内注入生理盐水300ml检查吻合口是否漏尿及活动性出血。在明确重建后的膀胱无明显漏尿及出血后，清点纱布2遍无误后，在盆底留置引流管一根，于脐下正中切开约5cm取出切除标本，逐层关闭各切口，留置F20三腔导尿管一根。

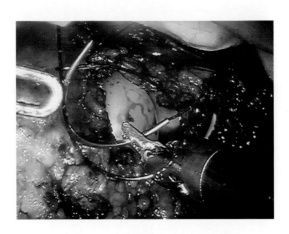

图16-8　术中缝合部分切后的膀胱

4　手术结果及随访

手术时间约45分钟，出血约50ml。患者术后恢复良好，术后常规病理示：（膀胱）梭形细胞肿瘤，倾向炎性肌纤维母细胞肿瘤，需免疫组化进一步明确，肿瘤大小6cm×6cm×4cm，切缘阴性（图16-9）。免疫组化结果为：（膀胱）肿瘤细胞：ALK-1(+)，SMA(-)，Desmin(-)，CD34(-)，S-100(-)，Ki-67(25%+)，CK-pan(+)，CD68(+)，CD163(+)，Calponin(-)，Vimentin(+)，结合HE切片，本例符合炎性肌纤维母细胞肿瘤（图16-10）。

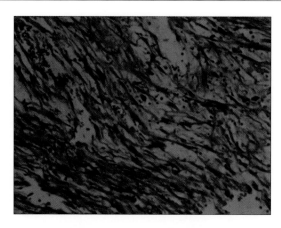

图 16 - 9　术后病理(膀胱)

注:梭形细胞肿瘤,倾向炎性肌纤维母细胞肿瘤,需免疫组化进一步明确

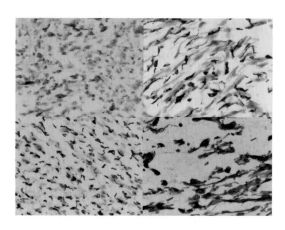

图 16 - 10　术后免疫组化示(膀胱)肿瘤细胞:ALK - 1(+),CD68(+),CD163(+),Vimentin(+)

　　患者术后恢复顺利,无发热、出血、尿漏等并发症,术后第 4 天拔除导尿管,无漏尿;术后第 5 天拔除盆腔引流管后出院。出院 1 个月后复查 B 超:双肾形态正常,肾盂,肾盏未见明显扩张;双侧输尿管不扩张;膀胱充盈好,内壁光整,无增厚,未见明显异常回声。患者自行排尿通畅,无明显不适,单次排尿约 350ml,无尿频、尿急及尿痛,无肉眼血尿。

5　讨论

　　IMT 曾被认为并非一种真正的肿瘤,而是炎症反应后的增生表现。后来通过遗传学和分子生物学技术证实 IMT 是肿瘤细胞单克隆增生所致,其有 2 号染色体长臂和 9 号染色体短臂的异位,Yamamoto 等则认为,IMT 的发生与 P53 和 MDM2 基因的表达有关。以上皆支持 IMT 是一种真性肿瘤,而非炎性假瘤[5-7]。尽管 IMT 可以发生在很大的年龄范围内,但它主要报道在青少年患者[8]。临床表现可有发热、体重下降、疼痛及局部压迫等症状,发生于腹盆部者,因发生部位不同而临床表现各异。泌尿系统 IMT 主要发生与膀胱,其次为肾脏[9]。IMTB 最常见的症状是血尿,也有相关报道发现首发症状可以为尿频、尿痛等刺激性症状、阻塞性排尿症状,以及下腹痛[10-13]。其临床表现无特异性,与膀胱肿瘤的临床表现相似。肿瘤好发于膀胱顶底部及侧壁,发生于三角区者少见[10,14]。本例患者年龄 21 岁,以肉眼血尿伴尿频、尿急、尿痛为首发症状,其肿瘤位于膀胱右侧壁,均符合 IMTB 的一般临床表现。

　　IMTB 的影像学检查较难和膀胱恶性肿瘤鉴别。IMTB 在 CT 下常表现为单个膀胱内或黏膜下肿块,直径可为 2~11cm,伴或不伴浸润到膀胱周围脂肪[15]。也可表现为膀胱壁的弥漫性增厚,甚至侵及邻近器官[16]。程强等[17]总结了 IMTB 患者的 CT 影像资料,发现 CT 平扫均表现为突入膀胱腔内的菜花样或类圆形软组织肿物,边缘光滑或略有分叶。增强 CT 下的 IMTB 强化较膀胱癌明显,且延迟期具有明显的强化,即增强期表现为"快进慢出"。Liang 等[18]发现 IMTB 的 CT 平扫可见稍高密度的肿物,而增强 CT 则表现为明显的非均一性增强,且具有病变边缘的环增强和病变中心的低增强特点。CT 平扫对腹盆腔软组织密度敏感性较低,本例患者的 CT 平扫并未发现明显肿块,而增强 CT 则发现膀胱内不规则轻度强化灶,体现了 IMTB 在 CT 表现的多样性及复杂性,青年患者的持续肉眼血尿不应忽视增强 CT 检查。

　　IMTB 的确诊依赖术后病理检查。其大体标本常表现为膀胱侧壁的实性肿块或息肉样肿物,肿块切面颜色呈黄褐色或灰白色,有时可呈黏液样[19]。病理上易被误诊为上皮或间叶来源的梭形细胞恶性肿瘤。免疫组化在诊断 IMTB 上具有重要意义。Teoh JY 等[19]进行了 2013 年以前的关于 IMTB 的系统综述,发现免疫组化染色结果显示 ALK,平滑肌肌动蛋白,细胞角蛋白 AE1/AE3(CK AE1/AE3),p53 和波形蛋白阳性率分别为 65%,71.9%、75.3%、77.8% 和 98.3%。绝大多数病例 CD21、CD34、CD35 和肌细胞生成素阴性(97.7%~100%)。其中 ALK 基因的重排被认为与肿瘤的发生相关,认为 ALK 免疫组化染色可区分 IMT 与泌尿生殖系统其他恶性肿瘤。Coffin CM 等报道膀胱 IMT 中 ALK 阳性率为 33%~75%[1]。

　　IMTB 是一种中间型兼具局部恶性倾向的肿瘤,但常为良性表现,Montgomery EA 等的研究发现其复发率 0~19%[5]。目前对于 IMTB 的治疗尚无标准,主要以 TURBT 或膀胱部分切以切除肿瘤而保留膀胱功能为主。Tsuma Y 等[20]报道了一例表达环氧合酶-2(COX-2)的 IMTB 病例,使用 COX-2 抑制剂和泼尼松龙的新辅助治疗可减小肿瘤的大小,并可以膀胱部分切除术完全切除肿瘤而避免行全膀胱切除。

　　机器人辅助手术作为近年来快速发展的最新外科手术技术,其在临床实践中的应用更为广泛。不仅满足于应用在常规疾病和常规手术上以取得更好的治疗效果,同时也应大胆应用于疑难病例上,以充分发挥"达·芬奇"机器人高清放大、视野清晰、高度灵活的优势,在疾病的综合诊疗上发挥更高层次、更全面的作用。对于本例患者,我们为其实施了机器人辅助腹腔镜下膀胱部分切除术,术后病理证实为 IMTB,较为罕见,以机器人辅助方式治疗 IMTB 的报道较少。根据我们的体会,使用机器人辅助手术,术中可以细致观察肿瘤形态,进一步判断肿瘤性质,并利于完整切除肿瘤,尤其对体积较大者(本例 6cm×6cm×4cm)。机器人手术在缝合膀胱上优势明显,可以最大限度保留膀胱功能,患者术后病理切缘皆阴性,恢复良好,术后 5 天即出院,1 个月后复查 B 超未见异常。

我们认为对于较罕见的疑难病例,可以酌情更为主动地应用"达·芬奇"机器人手术方式,虽然经济花费较高,但"达·芬奇"机器人辅助手术的巨大优势对于术中诊断和手术切除与重建有极大帮助,可以在切除肿瘤和保留功能上取得最佳平衡,避免不全面、不彻底或是过度的治疗,在总体上对患者是利远大于弊。

参 考 文 献

[1] Coffin CM, Watterson J, Priest JR, et al. Extrapulmonary inflammatory myofibroblastic tumor(inflammatory pseudotumor). A clinicopathologic and immunohistochemical study of 84 cases. Am J Surg Pathol, 1995, 19(8): 859 – 872

[2] Fletcher CD, Unni KK, Mertens F. World Health Organization classification of tumors. Pathology and genetics of tumors of soft tissue and boRe. Lyon: IARC Press, 2002: 48 – 106

[3] Roth JA. Reactive pseudosarcomatous response in urinary bladder. Urology, 1980, 16(6): 635 – 637

[4] Baiye Jin, Hao Pan, Guoguang Lou, et al. A case report of Inflammatory myoflbroblastic tumor of the bladder. Chin J Urol, 2005, 26: 643

[5] Montgomery EA, Shuster DD, Burkart AL, Esteban JM, et al. Inflammatory myofibroblastic tumors of the urinary tract: a clinicopathologic study of 46 cases, including a malignant example inflammatory fibrosarcoma and a subset associated with high – grade urothelial carcinoma. Am J Surg Pathol, 2006, 30(12): 1502 – 1512

[6] Freeman A, Geddes N, Munson P, et al. Anaplastic lymphoma kinase(ALK 1) staining and molecular analysis in inflammatory myofibroblastic tumours of the bladder: a preliminary clinicopathological study of nine cases and review of the literature. Mod Pathol, 2004, 17(7): 765 – 771

[7] Yamamoto H, Oda Y, Saito T, et al. p53 Mutation and MDM2 amplification in inflammatory myofibroblastic tumours. Histopathology, 2003, 42(5): 431 – 439

[8] Pettinato G, Manivel JC, De Rosa N, et al. Inflammatory myofibroblastic tumor(plasma cell granuloma). Clinicopathologic study of 20 cases with immunohistochemical and ultrastructural observations. Am J Clin Pathol, 1990, 94(5): 538 – 546

[9] Bektas S, Okulu E, Kayigil O, et al. Inflammatory myofibroblastic tumor of the perirenal soft tissue misdiagnosed as renal cell carcinoma. Pathol Res Pract, 2007, 203(6): 461 – 465

[10] Nagumo Y, Maejima A, Toyoshima Y, et al. Neoadjuvant crizotinib in ALK – rearranged inflammatory myofibroblastic tumor of the urinary bladder: A case report. Int J Surg Case Rep, 2018, 48: 1 – 4

[11] Lott, A S. Lopez – Beltran, MacLennan GT, et al. "Soft tissue tumors of the urinary bladder, part I: myofibroblastic proliferations, benign neoplasms, and tumors of uncertain malignant potential" Human Pathology, 2007, 38(6): 807 – 82

[12] Cheng L, Foster SR, MacLennan GT, et al. Inflammatory myofibroblastic tumors of the genitourinary tract – single entity or continuum? J Urol, 2008, 180(4): 1235 – 1240

[13] Kim HW, Choi YH, Kang SM, et al. Malignant inflammatory myofibroblastic tumor of the bladder with

rapid progression. Korean J Urol, 2012, 53(9): 657 - 661

[14] Rasalkar DD, Chu WC, To KF, et al. Inflammatory myofibroblastic tumour: an imaging dilemma(2010: 5b). IMFT of the bladder. Eur Radiol, 2010, 20(8): 2057 - 2058

[15] Rasalkar DD, Chu WC, To KF, et al. Radiological appearance of inflammatory myofibroblastic tumour. Pediatr Blood Cancer, 2010, 54(7): 1029 - 1031

[16] Yi XL, Lu HY, Wu YX, et al. Inflammatory myofibroblastic tumor with extensive involvement of the bladder in an adolescent: a case report. World J Surg Oncol, 2013, 11: 206

[17] 程强, 高剑波, 杨学华, 等. 膀胱炎性肌纤维母细胞瘤的 CT 表现[J]. 实用放射学杂志, 2015, 31(12): 1992 - 1995

[18] Liang W, Zhou X, Xu S, et al. CT Manifestations of Inflammatory Myofibroblastic Tumors(Inflammatory Pseudotumors) of the Urinary System. AJR Am J Roentgenol, 2016, 206(6): 1149 - 1155

[19] Teoh JY, Chan NH, Cheung HY, et al. Inflammatory myofibroblastic tumors of the urinary bladder: a systematic review. Urology, 2014, 84(3): 503 - 508

[20] Tsuma Y, Miyachi M, Ouchi K, et al. Neoadjuvant Treatment With Cyclooxygenase - 2 Inhibitor and Prednisolone Allows Conservative Surgery for Inflammatory Myofibroblastic Tumor of the Bladder. J Pediatr Hematol Oncol, 2016, 38(8): e283 - e285

（王宇昊　夏佳东　杨　杰　龙向前　沈源基　王增军）

作者特别贡献

手　术

王增军(主刀)　宋宁宏(一助)　杨　杰(一助)
薛建新(二助)　夏佳东(二助)

初稿编写

杨　杰　　夏佳东　　薛建新　　王亚民
王仪春　　王宇昊　　李　潇　　朱　凯
张其杰　　苗陈岊　　周　翔　　奚　荻
秦志强　　梁　超　　王　清　　孙　凯
龙向前　　沈源基　　范新国　　徐　兵
黄欣坤　　黄　杰　　王尚乾　　唐　敏
　　　　　张嘉宜　　秦　远

修　改

薛建新(一修)　夏佳东(一修)　杨　杰(二修)
宋宁宏(二修)　王增军(三修)

资料收集

杨　杰　夏佳东　薛建新　奚　荻

病例提供

王　清　孙　凯　龙向前　沈源基
范新国　徐　兵　黄欣坤　黄　杰

校对及随访

王尚乾　唐　敏　张嘉宜　秦　远

图片处理

史又文　杨　杰　夏佳东　薛建新